Thomas Einsingbach

Muskuläres Aufbautraining in der Krankengymnastik und Rehabilitation

W0189316

FACHBUCHREIHE KRANKENGYMNASTIK
Physikalische Therapie – Prävention – Rehabilitation
Herausgeberin: Anneliese tum Suden-Weickmann

Thomas Einsingbach

unter Mitarbeit von Holger Lehmacher

Muskuläres Aufbautraining

in der Krankengymnastik und Rehabilitation

Pflaum Verlag München

Thomas Einsingbach, Krankengymnast, seit 12 Jahren in Orthopädie, Unfallnachbehandlung und Sportrehabilitation tätig, seit 1985
selbständig in freier Krankengymnastik-Praxis. Zahlreiche Veröf-
fentlichungen in Fachzeitschriften und in Buchform zu den Themen
Krankengymnastik in der Orthopädie, Unfallnachbehandlung und
Sportphysiotherapie.

Holger Lehmacher, Sportstudium in Karlsruhe. Umfangreiche
Erfahrung im Leistungssport, Schwerpunkte Leichtathletik und Ten-
nis. Seit 1989 Sportrehabilitation und Unfallnachbehandlung im Studio für rehabilitatives Aufbautraining, rehagym GmbH, Karlsruhe.

CIP-Titelaufnahme der Deutschen Bibliothek

Einsingbach, Thomas

Muskuläres Aufbautraining in der Krankengymnastik und Rehabilitation/
Thomas Einsingbach unter Mitarbeit von Holger Lehmacher. – München
Pflaum, 1990
(Fachbuchreihe Krankengymnastik)

ISBN 3-7905-0574-9

Satz und Verarbeitung: Pustet, Regensburg
Druck: Pflaum, München

Inhalt

IV. Bildserien mit Behandlungsbeispielen 109

Geleitwort

In den letzten Jahren wurde in der Orthopädie und Traumatologie die Diskussion über die Leistungsfähigkeit von operativ behandelten oder durch konservative Verfahren zur Ausheilung gebrachte Bandstrukturen (z. B. Sprunggelenk-Außenbandrupturen) äußerst rege und nicht selten kontrovers geführt.

Bei beiden Verfahren wurde stets eine längerfristige Gipsruhigstellung propagiert und bis heute auch noch durchgeführt. Dabei mußte man zum Teil erhebliche Nachteile in Kauf nehmen wie Muskelatrophie, Störung des Gelenkstoffwechsels und Kapselschrumpfung mit nachfolgender Teilsteife. Dies führte mitunter zu einer vorzeitigen Sportinvalidität von Hochleistungs- aber auch Breitensportlern.

Die gleiche Behandlungsunsicherheit bestand bei den zahlreichen Muskelverletzungen, gleichgültig, ob es sich um eine sogenannte leichte »Zerrung« oder um einen schweren Muskelfaserriß handelte.

Lange Immobilisationszeiten führen zu Maximalkraftdefiziten in den verletzten Muskelabschnitten. In den meisten Fällen werden sie ungenügend auftrainiert und müssen bei einem zu frühen Belastungstest erneut aufbrechen. Für einen Bundesligafußballspieler kann dies das Ende seiner hoffnungsvollen Karriere bedeuten, bzw. manch junges Talent konnte erst gar nicht zu seiner vollen Entfaltung gelangen.

Ein weiteres Handicap bedeutete es bisher, kein objektives Verfahren weder in der Trainingslehre noch in der Arbeitsmedizin gefunden zu haben, die individuelle Maximalkraft eines Patienten ermitteln zu können, um adäquate Trainingsreize festzulegen.

In dem vorliegenden Buch, das auf einer reichhaltigen Erfahrung des Autors mit einem vielseitigen Patientenkreis aus Orthopädie und Traumatologie basiert, wird zu der genannten Problematik qualifiziert Stellung genommen. Es erläutert die generellen Prinzipien des Maximal- und Kraftausdauertrainings sowie Kombinationsprogramme, die in der Praxis des Muskelaufbautrainings häufig eingesetzt werden.

Insbesondere wird auf die Kombination von verschiedenen Trainingsverfahren und auf die richtige Methodik der Reizsetzung hingewiesen. Hilfreich und wichtig für Arzt und Trainer ist das Kapitel über die Analyse der Muskelkraft mit Hilfe von computergestützten Isokinetiksystemen. So kann eine exakte Angabe über die spezifischen Kraftqualitäten der ehemals verletzten Muskulatur gemacht werden. Zahlreiche graphische Darstellungen und übersichtliche Abbildungen z. B. über gezielte Übungsprogramme für obere/untere Extremitäten und Wirbelsäule runden dieses Werk ab.

Der interessierte Leser wird mit diesem Buch sicher ein überzeugter Anhänger der frühfunktionellen Behandlung von Sport- und Unfallverletzungen werden.

Dr. med. Heinz-Walter Löhr

Mannschaftsarzt der Bundesliga-Fußballmannschaft des Karlsruher SC

Vorwort

Das vorliegende Buch beschäftigt sich mit dem rehabilitativem Krafttraining von Unfallverletzten und orthopädischen Patienten. Die Zielsetzung von rehabilitativem Muskeltraining unterscheidet sich wesentlich von den Zielen sportlichen Muskeltrainings. Die spezielle Problematik der krankengymnastischen und rehabilitativen (Nach-)Behandlung bestimmt die Behandlungsziele, die Methoden und die Auswahl der therapeutischen Hilfsmittel.

Die Grundlagen des rehabilitativen Muskeltrainings bilden die Prinzipien der Trainingswissenschaft und der Arbeitsmedizin. In der sinnvollen Verknüpfung dieser modifizierten Grundprinzipien und der krankengymnastischen Behandlungsmethodik liegt der Schlüssel zum Erfolg: die gelungene Rehabilitation.

Vielen Dank an alle, die bei den Arbeiten an diesem Buch beteiligt waren: Dr. Heinz-Walter Löhr, Hans-Jürgen Müller, Tai Chen, Pia Rihm, Thomas Karle, Barbara-Michaela Münch, Ursula Kimmich und Holger Lehmacher. Ein herzlicher Dank auch an Frau tum Suden-Weickmann für die konstruktive Unterstützung unserer Arbeit.

Karlsruhe, im Frühjahr 1990   *Thomas Einsingbach*

10

I. Problematik der Rehabilitation nach Immobilisationen, Verletzungen und Operationen

Die Struktur der rehabilitativen Behandlung richtet sich nach dem »Reha-Check«. Der »Reha-Check« gibt Auskunft über den Zeitpunkt, wann das Trauma stattgefunden hat bzw. seit wie langer Zeit Beschwerden bestehen, über die Lokalisation der verletzten Strukturen, über Umfang und Ausmaß der Verletzung sowie über den Charakter der ärztlich-medizinischen Versorgung und die Therapierichtlinien (Abb. 1).

Neben Alter und Geschlecht interessiert das normale Belastungsniveau des Alltags des Patienten und der Leistungsanspruch des Patienten an seinen Körper. Bei Sportlern ist die ausgeübte Sportart und der Leistungsstandard des Verletzten bezogen auf die gewählte Sportart von Bedeutung.

Die krankengymnastische Behandlung und das rehabilitative Krafttraining eines knieverletzten Zimmermanns, der nicht selten Lasten bis zu zwei Zentnern anheben und bewegen muß, unterscheidet sich deutlich von dem kompensatorischen Krafttraining einer Angestellten in der elektronischen Datenverarbeitung mit chronischen Hypermobilitäten im Bereich der Wirbelsäule und nahezu ausschließlich sitzender Tätigkeit.

Aktuelle Entwicklungs- und Belastungsstufen

Sehr hilfreich ist die Eingruppierung der Patienten in aktuelle Entwicklungs- und Belastungsstufen, die dem augenblicklichen Zustand entsprechen und die Einschränkungen und Möglichkeiten bezogen auf die Verletzung und die Behandlung beschreiben (Abb. 2).

In der krankengymnastischen Rehabilitation werden fünf Entwicklungs- und Belastungsstufen unterschieden: Übungsstabilität, Belastbarkeit, Beanspruchbarkeit, Alltagsbeanspruchbarkeit und Sportbeanspruchbarkeit. Besonders die ersten drei Phasen sind von krankengymnastischem Interesse. Die einzelnen Belastungsstufen weisen natürlich keine scharfen Abgrenzungen zueinander auf, es bestehen fließende Übergänge.

Name:	Sportart:
Alter:	Leistungsstandard:*
Geschlecht:	Trainingsalter:**

Wann war die Verletzung?
(Zeitpunkt des Traumas,
Zeitraum der Beschwerden)

Wo ist die Verletzung?
(Lokalisation)

Was ist verletzt?
(welche Strukturen)

Wie schwer ist die Verletzung?
(Umfang und Ausmaß, Bedeutung
für Alltag und Sport)

Welche ärztlich-medizinische Therapie?
(konservativ oder operativ)

→   aktuelle   ☐ Übungsstabilität
     Entwicklungsstufe: ☐ Belastbarkeit
                      ☐ Beanspruchbarkeit

**Spezielle ärztliche Anordnungen
für die Rehabilitation:**

Datum:	zuständiger Arzt:
	zuständiger Kranken- gymnast/Masseur:

  * I   Spitzensportler (A- oder B-Kadermitglied)
     II Leistungssportler (mehr als 2 regelm. Trainingseinh. pro Woche)
    III Breitensportler
    IV Nichtsportler
 ** Zahl der Jahre, die der Sportler systematisch seine Sportart trainiert

Abb. 1: »Reha-Check« in der Rehabilitation von Sport- und Unfallpatienten.

Aus: »Sportphysiotherapie und Rehabilitation«. (Einsingbach/Klümper/Biedermann),
Thieme Verlag, 1988.

	Koordina-tion	Maximal-kraft	Kraftaus-dauer	Kardio-pulmo-nale Aus-dauer	Beweg-lichkeit
Übungsstabilität	OOO	OOO	OOO	OOO	(OOO)
Belastbarkeit	OO(O)	OO(O)	OO(O)	OOO	(OOO)
Beanspruchbarkeit	O	OO	OO	OO(O)	(O)
Alltagsbeanspruch-barkeit	×	(O)	(O)	(O)	(O)
Sportbeanspruchbar-keit	×	×	(O)	(O)	(O)

Abb. 2: Die Behandlungsschwerpunkte der aktuellen Entwicklungsstufen.

OOO funktionelle stark behinderte Defizite
OO Funktionseinschränkungen bei Einsatz der verletzten Strukturen
O geringe Funktionseinschränkungen
× normale Funktion
( ) vom Einzelfall abhängig

Aus »Sportphysiotherapie und Rehabilitation« (Einsingbach/Klümper/Biedermann), Thieme Verlag, 1988.

Übungsstabilität

Die eingeschränkte Übungsstabilität ist nach den meisten Verletzungen und Störungen des Halte- und Bewegungsapparates bei konservativem Vorgehen nach abklingender akuter Symptomatik gegeben.

Die volle Übungsstabilität ist erreicht, wenn unter Entlastung der verletzten Körperregion die uneingeschränkte Bewegungsstabilität möglich ist.

Nach Operationen ist bei komplikationslosem Verlauf in der Regel innerhalb der ersten 3 bis 5 Tage mit zumindest partieller Übungsstabilität zu rechnen. Die vom Arzt genau limitierte Übungsstabilität steckt den Rahmen für die frühfunktionelle Nachbehandlung ab.

Ein mit einer übungsstabilen Hüft-Endoprothese versorgter Patient ist nach den Richtlinien des frühfunktionellen Krafttrainings zu behandeln, sofern die Entlastung seiner operierten Körperregion gewährleistet ist – die Schlingentischbehandlung ist in diesem Beispiel eine Alternative (Abb. 3).

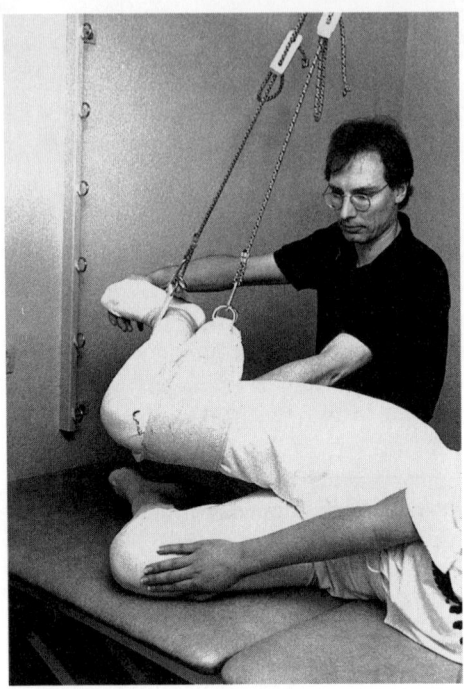

Abb. 3: Rehabilitatives Krafttraining in Form von dynamischen und statischen Muskelübungen kann in der Frühphase der Übungsstabilität in der Schlingentischaufhängung angeboten werden.

Auch in der konservativen Behandlung orthopädischer Patienten ist das Prinzip der Übungsstabilität zu beachten. Ein Patient mit einer akuten Bandscheibenproblematik, der belastende Ausgangsstellungen wie den Stand oder den Sitz nicht toleriert, sollte bis zum Abklingen der akuten Schmerzsymptomatik unter weitgehender Entlastung der Wirbelsäule behandelt werden. Auch hier kommt der Schlingentischbehandlung eine große Bedeutung zu. Außerdem könnte eine gezielte Wassertherapie sinnvoll sein.

Aus krankengymnastischer Sicht bedeutet die eingeschränkte Übungsstabilität, daß statisches und dynamisches Muskeltraining, Koordinations- und Beweglichkeitsschulung entsprechend der ärztlichen Anordnung möglich sind. Das erste Prinzip ist immer die Gewährleistung des Schutzes der betroffenen Körperregion vor negativem Streß. Vor allem hinsichtlich der therapeutischen Grifftechnik ist besonders Geschick gefordert.

Die volle Übungsstabilität modifiziert die krankengymnastischen Techniken nicht, da das entscheidende Element der Belastbarkeit noch nicht erreicht bzw. freigegeben ist. Die volle Übungsstabilität läßt aber meist größere Exkursionen auf den Bewegungsbahnen zu als die eingeschränkte Übungsstabilität, die lediglich Teilabschnitte von Bewegungsbahnen freigibt.

Einen Übergang von der Übungsstabilität zur Belastbarkeit stellt die Teilbelastbarkeit dar, die die Belastung mit einem Teil des Körpergewichtes erlaubt.

Belastbarkeit

Die Belastbarkeit ist gegeben, wenn die betroffenen Strukturen so weit ausgeheilt und stabilisiert sind, daß die Belastung in Form des eigenen Körpergewichtes zumindest zeitweise möglich ist. Die Belastbarkeit bezieht sich im wesentlichen auf die Stabilität der verletzten Strukturen, nicht aber auf deren funktionelle Einsatzbereitschaft.

In der Phase der Belastbarkeit bestehen neben Mängeln in der koordinativen Kontrolle zum Teil bedeutende Defizite im Bereich der muskulären Sicherung und Führung sowie in der Beweglichkeit.

Nach leichteren Läsionen (Zerrungen, Muskelfaserrissen, Verstauchungen, usw.) richtet sich die Belastbarkeit meist nach der Schmerzempfindlichkeit und dem Ausmaß der posttraumatischen Begleitschwellung.

Bei bedeutenden Läsionen der Weichteile, des Kapsel- und Bandapparates, knöchernen Verletzungen und Operationen erteilt der Arzt genaue Informationen über den Grad der Belastbarkeit.

In der Phase der Belastbarkeit können im Rahmen der krankengymnastischen Rehabilitation vollständige Muskelketten trainiert werden, verstärkt Widerstände eingesetzt werden, Rotationen betont und die Bewegungshebel verlängert werden.

Beanspruchbarkeit

Die Beanspruchbarkeit ist die Fähigkeit, die verletzten oder geschädigten Strukturen einschließlich ihrer Umgebung während eines begrenzten Zeitraumes funktionell voll einzusetzen.

Die Schwächen in der Phase der Beanspruchbarkeit liegen vor allem auf dem Sektor der Maximalkraft, wenn die Muskelatrophien in Folge längerer Inaktivität noch nicht vollständig ausgeglichen sind. Defizite auf den Gebieten der Koordination, der Kraftausdauer und der Ausdauer des Herz- und Kreislaufsystems machen sich besonders bei längerer Beanspruchung der betroffenen Strukturen bemerkbar. Bewegungseinschränkungen bestehen nur noch endgradig und behindern die normale Funktion des entsprechenden Körperabschnittes nicht mehr entscheidend.

In der Phase der Beanspruchbarkeit konzentriert sich die Behandlung auf die Beseitigung noch bestehender koordinativer Probleme und Muskelatrophien. Der Muskelstoffwechsel ist so zu normalisieren, daß die von der Verletzung bzw. Schädigung betroffenen Funktionseinheiten in die Lage versetzt werden, Belastungen von normalen Größenordnungen über einen längeren Zeitraum durchzuhalten.

Alltagsbeanspruchbarkeit und Sportbeanspruchbarkeit

Ein Rehabilitand ist alltagsbeanspruchbar, wenn er die Anforderungen des Alltags uneingeschränkt toleriert. Die volle Sportbeanspruchbarkeit ist gegeben, wenn der Sportler die gewählte Sportart wieder ohne Einschränkungen ausüben kann. In diesem Bereich gibt es enorme Unterschiede. Zu verschieden sind die Belastungsanforderungen der einzelnen Berufe, Alltagstätigkeiten und sportlichen Aktivitäten. Die Alltagsbeanspruchbarkeit eines Schwerarbeiters kann später erreicht sein als die Sportbeanspruchbarkeit eines Schwimmers.

Folgeerscheinungen posttraumatischer und postoperativer Immobilisation und Inaktivität

Neuromuskuläres System

Posttraumatische bzw. postoperative Immobilisation und Inaktivität führen insbesondere im neuromuskulären System rasch zu deutlichen funktionellen Leistungseinbußen.

Die Reduktion der Muskelmasse, besonders im Extremitätenbereich, und die Einschränkungen der Gelenkbeweglichkeit und der Muskelflexibilität sind bereits optisch schnell zu erkennen.

Im genauen krankengymnastischen Befund stellen sich zusätzlich die funktionell bedeutenderen Mängel im koordinativen Bereich heraus. Analysen der Muskelkraft sind über computergestützte Isokinetiksysteme möglich, die exakte Angaben über die spezifischen Kraftqualitäten wie Maximalkraft und Kraftausdauer der Muskulatur der betroffenen Region liefern.

Die augenscheinlichste Folge einer Immobilisation bzw. längeren Inaktivität ist die Muskelatrophie. Verschiedene Arbeitsmediziner haben sich mit dem Problem der Muskelatrophie beschäftigt. Die zum Teil in experimentellen Reihenuntersuchungen mit verletzten und gesunden Probanden verschiedener Altersgruppen ermittelten Ergebnisse lassen Mittelwerte des Atrophieumfanges und des Atrophietempos als Folge von Immobilisation erkennen.

Immobilisation durch ruhigstellende Verbände oder Schienen führt im Bereich der Extremitätenmuskulatur zu wöchentlichen Maximalkraftverlusten von bis zu 15 bis 20%. Eine dreiwöchige Ruhigstellung der Oberschenkelmuskulatur kann die Maximalkraft der Knieextensoren auf nahezu 50% des Ausgangswertes reduzieren. Innerhalb der ersten zwei Wochen schreitet der Maximalkraftverlust am schnellsten voran. Ab der 3. bis 4. Woche der Immobilisation flacht die Kraftreduktion allmählich ab.

Ältere Arbeiten beschreiben mit der sogenannten Atrophiegrenze einen Zeitpunkt, an dem keine weitere Massenreduktion, ermittelt durch Umfangmessungen, festzustellen war. Diese Atrophiegrenze liegt zwischen der 10. und 14. Woche. Derartig lange Immobilisationszeiten sind heute allerdings Rarität.

Die im EMG ermittelte elektromyographische Aktivität ruhiggestellter Oberschenkelmuskulatur reduzierte sich nach 3wöchiger Ruhigstellung auf 75% der Ausgangswerte.

Die Massenabnahme der Muskulatur wird begleitet durch die Funktionsminderung metabolischer Mechanismen und Abläufe, die vor allem im Kraftausdauerbereich von Bedeutung sind.

Ein objektiver Maßstab der Qualität des lokalen aeroben Muskelstoffwechsels ist die SDH-Aktivität (SDH = Succinatdehydrogenase), die zur Bewertung der aktuellen aeroben Muskelausdauer herangezogen werden kann. SDH ist ein wesentliches Enzym des aeroben Muskelstoffwechsels. Weltklasse-Ausdauerathleten weisen im Muskel SDH-Werte bis zu 35 mmol/kg auf, wogegen Bewegungsmangel oder Immobilisation den SDH-Spiegel unter 3 bis 4 mmol/kg drücken können. Bei Untersuchungen an Beinmuskeln wurde festgestellt, daß die SDH-Aktivität nach Immobilisationen von 4 Wochen um die Hälfte reduziert war. Dieses Defizit ließ sich selbst mit gezieltem Training erst nach 4 bis 6 Wochen ausgleichen.

Ein weiteres Problem des Muskelstoffwechsels nach Ruhigstellungen ist die Schwierigkeit der harmonischen Umstellung von Kohlehydrat- auf Fettverbrennung. Normalerweise wird bei gut trainierten Muskeln sogar bei Belastungen von mittlerer Dauer die Lipidoxidation zur Energiebereitstellung mit herangezogen und damit die Glykogendepots geschont. Dieser sogenannte Glykogendepot-Schoneffekt ist nach Immobilisationen nahezu vollständig aufgehoben und hat eine erhebliche Minderung der Kraftausdauer zur Folge.

Zur Frage, ob die schnellkräftigen Fast Twitch-Muskelfasern oder die ausdauernden Slow Twitch-Fasern atrophieanfälliger sind, weist die Mehrzahl der Arbeitsmediziner auf die besondere Atrophieneigung der Fast Twitch-Muskelfasern hin. Eventuell lassen sich so die eklatanten Massenreduktionen selbst nach Kurzimmobilisationen von 2 bis 3 Wochen des M. vastus medialis, des M. glutaeus maximus, des M. deltoideus und der kurzen Köpfe des M. triceps brachii erklären.

Die aufgeführten Ergebnisse wissenschaftlicher Arbeiten decken sich im wesentlichen mit den Resultaten, die wir in langjähriger krankengymnastischer Praxis durch Empirik und seit einiger Zeit auch durch exakte Muskelkraftanalysen über computergestützte Isokinetiktests gewonnen haben. Insbesondere die Maximalkraftdefizite lagen allerdings zum Teil noch über den angegebenen Werten der aktuellen arbeitsmedizinischen Literatur.

Vermutlich liegt die Ursache darin, daß nach Beendigung der Immobilisation in den seltensten Fällen übergangslos mit dem rehabilitativen Krafttraining mit entsprechender Dosierung begonnen werden kann. Immobilisationsbedingte Flexibilitätsdefizite des Kapsel- und Bandapparates und der Muskulatur, Adhäsionen im Sehnenbereich, Schmerzen, Schwellungen und Gelenkergüsse verzögern den Beginn des effektiven Aufbautrainings zum Teil erheblich. Ärztliche Behandlungsrichtlinien und Behandlungseinschränkungen, wie sie die Übungsstabilität und die Teilbelastbarkeit beinhalten, haben zudem absolute Priorität vor dem Kraftaufbautraining.

Nach operativ versorgter Patellafraktur und 5wöchiger Immobilisation stellten wir noch in der 18. postoperativen Woche, d. h. in der 13. Therapiewoche nach Entfernung des Gipsverbandes, Maximalkraftdefizite der Knieextensoren der betroffenen Seite von über 40% im Vergleich zur gesunden Seite fest.

Patienten mit vorderen Kreuzbandrupturen, die laut ärztlichem Nachbehandlungsprogramm bis zur 12. postoperativen Woche ein Streckdefizit von 20 Winkelgraden nicht unterschreiten durften, erreichten 20 Wochen nach der Operation zum Teil erst Maximalkraftwerte der Knieextensoren, die 50 bis 60% der Werte der nicht betroffenen Seite entsprachen. Patienten nach operativ versorgter Achillessehnenruptur benötigten bis zu 6 Monaten, um mit den Maximalkraftwerten der Plantarflexoren der gesunden Seite gleichzuziehen.

Im Bereich der konservativen Behandlung von retropatellaren Chondropathien haben wir Maximalkraftdefizite der Knieextensoren von 40 bis 50% notiert, bezogen auf empirische Normwerte bzw. Resultate der schmerzfreien nicht betroffenen Seite.

Die in der Literatur angegebene Richtzahl, daß der Muskelaufbau nach Immobilisationen etwa viermal mehr Zeit in Anspruch nimmt als die Dauer der Immobilisation, ist sicher der untere Wert.

Die durch Operationen, Verletzungen oder Schmerzen bedingte Muskelinaktivität zieht sich weit in die Zeit nach Beendigung der »offiziellen« Immobilisation hinein. Zum einen verhindern kapsuläre und ligamentäre Flexibilitätsdefizite den Einsatz und damit die funktionelle Aktivität der betroffenen Muskulatur, zum anderen hemmen koordinative Probleme den physiologischen Ablauf der Bewegungen innerhalb der Ganzkörpermotorik.

Diese koordinativen Probleme sind nicht selten schwerer zu beheben als die exakt meßbaren Defizite im Maximalkraft- und Kraftausdauerbereich.

Wir können von Patienten berichten, die mit der verletzten Extremität zwar objektiv gleiche oder sogar bessere Kraftwerte im computeranalysierten Isokinetiktest erzielten, nicht aber in der Lage waren, bestimmte funktionelle Übungen unter Einsatz des gesamten Körpers in belastenden Ausgangsstellungen durchzuführen.

Kapsel- und Bandapparat, Gelenkknorpel

Immobilisation provoziert intraartikuläre Störungen und eine Krise der Gelenktrophik, deren Ausprägung von der Dauer der Ruhigstellung abhängt. Der aktuelle Trend geht in Richtung funktioneller Frühmobilisation. Verletzte oder operierte Bänder des Sprunggelenkes werden durch eine spezielle Schuhversorgung teilimmobilisiert, Kapsel- und Bandverletzungen des Kniegelenkes mit Orthesen versorgt, Muskelrupturen mit Tapeverbänden behandelt. Zeitweilig abnehmbare Kunststoffschienen, zum Teil sogar mit limitierter Bewegungsmöglichkeit, lassen biopositive Funktions- und Belastungsreize zu, die die erwähnten Immobilisationsfolgen mindern. Sollte eine vollständige Ruhigstellung nicht zu umgehen sein, können Kurzimmobilisationen von 2 bis 4 Wochen mit nachfolgender Versorgung mit Schienen oder funktionellen Verbänden kombiniert werden. Immobilisationszeiten von 8 bis 12 Wochen, wie sie noch in den 70er Jahren bei Bandverletzungen am Kniegelenk die Regel waren, sind heute nicht mehr üblich.

Trotzdem kommt es auch unter den beschriebenen aktuellen Bedingungen zu schwerwiegenden negativen Prozessen vor allem im kapsulären Bereich, die von reduzierter Kapseldurchblutung, Adhäsionsbildung, Bindegewebsproliferation bis zu massiven Kapselschrumpfungen führen können. Diese zum Teil krankengymnastisch nicht zu mobilisierenden Kapselschrumpfungen können dann nur durch eine Narkosemobilisation oder operative Arthrolyse behandelt werden. Zudem kommt es häufig zu langandauernden Synoviareizungen, die den Fortgang der krankengymnastischen Behandlung behindern.

Die Praxis zeigt höchst unterschiedliche Ausprägungen der Adhäsionen und Schrumpfungstendenzen im Kapselbereich bei ähnlichen Verletzungen, annähernd gleichen Operationstechniken und gleich langen Immobilisationsphasen.

Während Patienten, die allgemein zum eher hypermobilen Typ gezählt werden können, auch nach längerer Ruhigstellung relativ rasch zu mobilisieren sind, bilden sich oft bei Patienten mit insgesamt sehr straffen Kapsel- und Bandverbindungen schon nach Ruhigstellung von wenigen Tagen massive Adhäsionen im Kapsel- und Bandbereich aus.

Die Flexibilitätsdefizite behindern den Übergang und den Beginn des rehabilitativen Muskeltrainings erheblich. Vor allem dynamische Übungen entwickeln häufig erst ab bestimmten Bewegungsamplituden Effizienz.

Zur Frage, ob die Gelenkmobilisation vor der Stabilisation durch Muskeltraining priorisiert werden soll, können wir keine allgemein gültige Empfehlung geben. Hier kommt es auf die besonderen Bedingungen des Einzelfalles an. Es ist jedoch unbestritten, daß die funktionelle Stabilität eines Gelenkes oder eines Körperabschnittes im wesentlichen über die Aktivität der Muskulatur erreicht wird.

Die für optimales rehabilitatives Muskeltraining notwendige Gelenkbeweglichkeit muß demnach durch krankengymnastische Behandlungstechniken wie Weichteilmobilisationen, Muskeldehnungen und Techniken der Manuellen Therapie geschaffen werden.

Immobilisationen sind oft nicht zu umgehen, damit verletzte oder operativ versorgte Strukturen ausheilen können. Die Diskussion über die Leistungsfähigkeit von operativ behandelten oder durch konservative Verfahren zur Ausheilung gebrachten Bandstrukturen ist rege und nicht selten kontrovers.

Die Belastbarkeit von Bandnähten wird unterschiedlich bewertet. Ob Re-Rupturen oder »Stretch-out«-Phänomene, die zu der berüchtigten postoperativen Bandlaxität und Gelenkinstabilität führen können, durch mangelhafte narbige Ausheilung, nicht optimale Operationstechnik oder zu frühe oder falsche Nachbehandlung entstehen, läßt sich im Einzelfall meist nicht eindeutig klären.

Implantierte, künstliche Bandersatzplastiken haben eine Zugfestigkeit, die die Zug- und Reißfestigkeit originaler menschlicher Bänder oft bei weitem übertrifft. Sie sind aber nicht in jedem Fall in das komplizierte System der Gelenkmechanik, -statik oder -motorik integrierbar. Die fehlende Anbindung dieser Ersatzplastiken an das propriozeptive System macht sich in der koordinativen Kontrolle des Gelenkes negativ bemerkbar.

Als unbestrittene Tatsache gilt die Minderung der Zug- und Reißfestigkeit von Bändern durch Immobilisationen.

Bei Schwächung der ligamentären Ansatzstellen am Knochen wird die Einsprossung von Kapillaren in das Bandgewebe der verletzten Strukturen und eine Ausrichtung der neuzubildenden kollagenen Faserstrukturen gehemmt. Selbst unverletzte Bänder werden durch Ruhigstellung in Mitleidenschaft gezogen. Nach 8wöchiger Immobilisation betrug die Reißfestigkeit von nicht traumatisierten Bandstrukturen nur noch 61%, nach 5 Monaten erst 79% und selbst nach einem Jahr war noch ein Defizit von knapp 10% zu Vergleichswerten nicht immobilisierter Bänder zu verzeichnen.

Ein weiteres Problem besteht in der immobilisationsbedingten Schädigung des Gelenkknorpels. Die Ernährung des Gelenkknorpels wird nahezu aus-

schließlich durch Gelenkbewegungen gewährleistet. Immobilisationen blok-
kieren die Versorgung des Knorpels fast vollständig.

Der mangelhafte Abtransport der sich im Bereich der Knorpeloberfläche
ablagernden Stoffwechselprodukte des posttraumatischen bzw. postoperativen
Heilungsprozesses führt zusätzlich zu einer Belastung des Gelenkknorpels bis
hin zu massiven Zerstörungen und Knorpelautolyse. Durch Funktionslosigkeit
verringert sich der Wassergehalt, so daß die Stoßabsorptionsfähigkeit des
Knorpels gemindert wird (Abb. 4).

Während die beschriebenen Immobilisationsfolgen der Muskulatur sowie
der Kapsel- und Bandstruktur weitgehend reversibel sind, besteht bei dem
Gelenkknorpel die Gefahr von bleibenden Schäden, da in diesem Bereich die
Fähigkeit zur Regeneration sehr beschränkt ist. Bestimmte mit dem Trauma
oder der Operation nicht unmittelbar in Verbindung zu bringende Dispositio-
nen, wie eine zunächst beschwerdefreie Chondropathia patallae, können durch
eine Verletzung oder einen operativen Eingriff aktiviert und dem Patienten
schmerzhaft bewußt werden.

GESUNDER KNORPEL

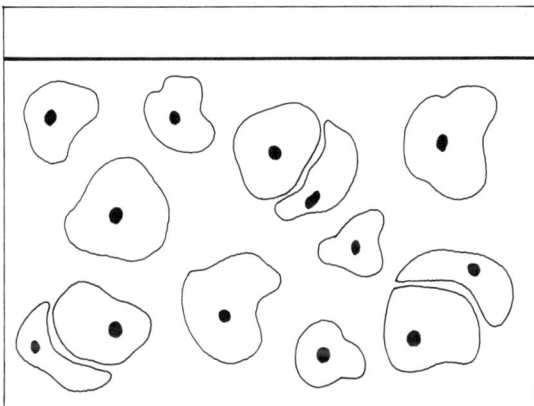

DEGENERIERTER KNORPEL

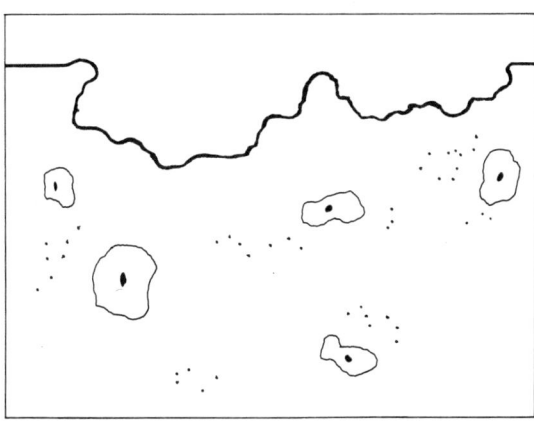

Abb. 4: Immobilisations-
bedingte Knorpelzerstö-
rung.
(In Anlehnung an »Musku-
läre Rehabilitation«, Perimed Verlag, 1988).

II. Theoretische Aspekte
der motorischen Grundeigenschaft Kraft

Muskelstoffwechsel

Der Skelettmuskel differenziert sich in eine Vielzahl von Muskelfasern. Allein der M. biceps brachii besteht aus mehreren hunderttausend Muskelfasern, die sich ihrerseits aus zahllosen Myofibrillen zusammensetzen. Die Myofibrillen beinhalten kontraktile Strukturen, die Filamente Aktin und Myosin. Bei einer Muskelkontraktion kommt es zu einer Anbindung der Myosin- und Aktinstrukturen, bei der die im Ruhezustand senkrecht stehenden Myosinmoleküle in eine 45-Winkelgrad-Stellung umklappen und so die Aktinfilamente an sich vorbeiziehen. Dabei wird chemische Energie (ATP = Adenosintriphosphat) in mechanische Arbeit umgesetzt. Die Myosin-Aktin-Rückkoppelung bringt die kontraktilen Elemente der Myofibrillen wieder in die Ausgangstellung zurück.

Die Umwandlung von chemischer Arbeit in mechanische Arbeit verläuft mit einem Wirkungsgrad von 20 bis 30%. Dreiviertel der eingesetzten Energie wird also nicht in mechanische Arbeit, sondern in Wärme transferiert.

Wie wird die für körperliche Arbeit notwendige Energie gewonnen?

Der primäre Energielieferant ist das intrazelluläre ATP. Bei Aufspaltung des Adenosintriphosphates entsteht das Spaltprodukt Adenosindiphosphat (ADP) und Energie, die für etwa 2 bis 3 Sekunden maximaler Muskelkontraktion ausreicht. Da das energiereiche ATP für muskuläre Arbeit unbedingt benötigt wird, kann nur durch die ständige ATP-Resynthese die Fortsetzung der Arbeit gewährleistet werden.

Der erste Resynthesevorgang erfolgt über das Kreatinphosphat, das ADP zu Kreatin und das für die unmittelbare Muskelkonzentration benötigte ATP resynthetisiert. Der Vorrat des Kreatinphosphatspeichers reicht für etwa 20 Sekunden maximaler Muskelarbeit aus.

Die Energiegewinnung der ersten 7 bis 10 Sekunden erfolgt nahezu ausschließlich anaerob-alaktazid über die aktuell vorhandenen intrazellulären ATP-Bestände und die ATP-Resynthese über den Kreatinphosphatspeicher.

Im weiteren Verlauf wird die ATP-Bereitstellung durch den anaerob-laktaziden Kohlehydratstoffwechsel und durch die aerob-alaktazide Verbrennung von Kohlehydraten und freien Fettsäuren gewährleistet.

Beim anaerob-laktaziden Kohlehydratstoffwechsel wird Glukose und Glykogen über spezifische anaerobe Enzyme zu ATP und Laktat reduziert. Es werden dabei bevorzugt die intrazellulären Glykogenvorräte herangezogen. Bei maximaler Arbeit deckt die anaerobe Kohlehydratverbrennung etwa 45 bis 60 Sekunden Arbeitsdauer ab.

Bei Belastungen über eine Minute Dauer spielt zunehmend der aerob-alaktazide Kohlehydrat- und Fettstoffwechsel eine dominierende Rolle. Glukose, Glykogen und bei längeren Belastungsphasen die freien Fettsäuren werden durch spezielle Enzyme zu ATP, Kohlendioxyd und Wasser aufgespalten.

Bei hochintensiven Belastungen, die durch anaerobe Stoffwechselvoränge bestimmt sind, wie es zum Beispiel die maximale statische Kontraktion des M. quadriceps für 10 bis 15 Sekunden darstellt, werden Spitzenlaktatwerte von bis zu 30 mmol/l registriert. Bei aerober Arbeit, die sich im Fließgleichgewicht zwischen Sauerstoffverbrauch und -aufnahme abspielt, steigt der Laktatwert nur unwesentlich über den Ruhelaktatspiegel von 1 bis 1,5 mmol/l. Bei fließenden Übergängen der Energiebereitstellungsarten wird im Bereich von 3 bis 4 mmol/l von der aerob-anaeroben Schwelle gesprochen, die weitgehend alaktazide Energiegewinnung von zunehmend laktazider Verbrennung von Energieträgern trennt.

Die Frage nach »der besten« Energiegewinnung stellt sich nicht, da das für die jeweilige Belastung adäquate Energiebereitstellungssystem entscheidend von der energetischen Flußrate geprägt ist. Die energetische Flußrate beschreibt das Tempo der Energiebereitstellung. Intrazelluläre ATP-Vorräte und die ATP-Resynthese durch Kreatinphosphat stellen die Energie bis zu dreimal schneller zur Verfügung als anaerobe Glykolyse bzw. Glykogenolyse, die wiederum noch doppelt so rasch Energie liefert wie aerob dominierende Stoffwechselvorgänge. Die sehr träge und spät einsetzende Verwertung von freien Fettsäuren liegt in der energetischen Flußrate deutlich am Ende der Skala. Direkt verbrauchtes intrazelluläres ATP stellt die Energie 10 bis 12mal schneller zur Verfügung als die langwierige oxidative Aufspaltung von freien Fettsäuren.

In der Praxis korrespondieren die Kontraktionsgeschwindigkeiten der Skelettmuskulatur etwa mit den energetischen Flußraten, d. h. je schneller eine Muskelkontraktion ausgeführt wird, desto mehr Primärenergie muß vorhanden und einsetzbar sein.

Im Alltag werden hochintensive Kurzzeitbelastungen fast ausschließlich anaerob-alaktazid (ATP, Kreatinphosphat) bzw. anaerob-laktazid durch anoxidative Kohlehydratverbrennung abgedeckt.

Je länger die Belastung dauert, desto mehr verschiebt sich die Energiebereitstellung in Richtung aerob-alaktazider Verwertung von Kohlehydraten und freien Fettsäuren, die bei über Stunden andauernden Belastungen bis zu 90% der Energie liefern. Fett stellt etwa 97% der Energiereserven des menschlichen Körpers, Kohlehydrate ca. 3%. Der quantitative Umfang der ATP und Kohlehydratresourcen ist absolut zu vernachlässigen, doch ist die Bedeutung dieser Primärenergie gerade bei explosiven Kurzzeitbelastungen und in der Initialphase von Belastungen entscheidend.

Muskelfaserzusammensetzung

Arbeitsphysiologisch werden die Muskelfasern in die schnellkontrahierenden FT-Fasern (FT = Fast Twitch) und in die eher langsam kontrahierenden ST-Fasern (ST = Slow Twitch) differenziert.

Die FT-Muskelfaser enthält auffallend viel energiereiche Phosphate, Glykogen und anaerobe Enzyme. Die Innervation wird über vorwiegend diskontinuierliche Impulsmuster schnell leitender Neuriten der Alpha-Montoneurone sichergestellt. Damit kommt den FT-Muskelfasern eine besondere Bedeutung bei schnellkräftigen anaeroben Kurzzeitbelastungen im Rahmen zielmotorischer Aktivitäten zu.

Der intrafusale Stoffwechsel der ST-Fasern wird durch aerobe Mechanismen bestimmt, wobei besonders die Fähigkeit zur Verwertung von freien Fettsäuren zu nennen ist. Langsam leitende Neuriten sorgen für ein überwiegend kontinuierliches Impulsmuster, was bei der reflektorischen Stütz- und Haltemotorik im Bereich der Rumpfmuskulatur aber auch verschiedener Extremitätenmuskeln (z. B. Adduktorengruppe) bedeutsam ist.

Besteht die embryonale Skelettmuskulatur noch weitgehend aus langsam und undifferenzierten Muskelfasern, so bildet sich im Laufe der weiteren Entwicklung das Verhältnis FT- und ST-Fasern innerhalb eines jeden Skelettmuskels nach einem bestimmten, genetisch festgelegten Schema aus.

Bei Muskelbiopsien nicht spezifisch trainierter Probanden wurden in nahezu allen untersuchten Extremitätenmuskeln annähernd gleichviele FT- und ST-Fasern festgestellt. Lediglich der M. soleus (mehr ST-Fasern) und der M. triceps brachii (geringfügig mehr FT-Fasern) fielen etwas aus dem Rahmen. Selbst in der Rumpfmuskulatur, die bekannterweise vor allem Haltefunktionen hat, konnte kein zahlenmäßiges Überwiegen der für diese Aufgaben besser geeigneten ST-Fasern entdeckt werden.

Der arbeitsmedizinischen Literatur ist zu entnehmen, daß der genetisch bestimmte Verteilerschlüssel der FT- und ST-Fasern innerhalb des Muskels entgegen früherer Annahmen durch Training nicht zu beeinflussen ist. Durch qualitativ und quantitativ unterschiedliches Training ist allerdings eine selektive Veränderung im Entwicklungsgrad der beiden Muskelfasertypen möglich.

Bei Belastungen mit hoher Bewegungsgeschwindigkeit und gleichzeitig hohem Widerstand hypertrophieren die FT-Fasern, während die ST-Fasern nahezu unbeeinflußt bleiben.

Dynamische Ausdauerbelastungen mit geringer Bewegungsgeschwindigkeit und niedrigem Widerstand sowie statische Muskelarbeit bzw. langsam ausgeführte dynamische Übungen mit hohem statischen Kraftanteil in der Initialphase beeinflußen bevorzugt die ST-Fasern.

Interessanterweise spricht das typische Hypertrophietraining der Bodybuilder und das Lauftraining von Langstreckenläufern in erster Linie die ST-Fasern an. Während es bei den Bodybuildern vor allem zu ausgeprägten Hypertrophien der ST-Fasern kommt, steigt bei den Läufern der Gehalt an Mitrochondrien im ST-Faseranteil deutlich an, wodurch besonders die aerobe Leistungsfähigkeit gesteigert wird.

Bei Inaktivität, Immobilisation oder fehlender spezifischer Reizsetzung – dieser Faktor spielt im (Leistungs-)Sport und bei körperlichen Arbeitsbelastungen eine Rolle – kommt es zu reversiblen Veränderungen der Muskelfasern. Die aerobe Kapazität der ST-Fasern wird innerhalb kurzer Zeit so stark reduziert, wie sie durch das spezielle Training im Alltag und im Sport gesteigert wurde. Hypertrophe ST-Fasern atrophieren ebenso wie hypertrophierte FT-Fasern. Der Anteil der vor der Inaktivität hypertrophierten FT-Fasern an der Gesamtmasse der Muskulatur ist aber bei annähernd gleicher Faserzahl von FT- und ST-Fasern in der Regel größer als der Anteil gleichvieler ST-Fasern. So ist auch der oft massive Massenverlust durch Immobilisation des M. vastus medialis, des M. triceps surae, der Glutealmuskulatur und des M. deltoideus zu erklären, die im Alltag und Sport im wesentlichen einer Reizsetzung ausgesetzt sind, die zu einer Hypertrophie der FT-Fasern führt und deren Atrophie dann so augenscheinlich wird.

Trainierbarkeit

Das Training der motorischen Grundeigenschaften ist mit einer steuerbaren, objektivierbaren und reproduzierbaren Reizsetzung verbunden, deren Umsetzung alters- und geschlechtsbedingt ist.

Im frühen Schulkindalter, das den Zeitraum vom 6./7. Lebensjahr bis etwa zum 10. Lebensjahr beinhaltet, besteht bereits eine gute Kurzzeit-Lernfähigkeit bezogen auf koordinative Anforderungen. Bewegungsfertigkeiten werden zwar rasch erlernt, die altersbedingten Irradiations- und Erregungsprozesse der zentralnervösen Steuerung verhindern aber die Ausbildung von stabilen Automatismen bezogen auf die geübten Bewegungsmuster. In dieser Phase ist die krankengymnastische koordinativ-korrigierende Haltungsschulung in erster Linie lust- und freudebetont zu gestalten. Das Ziel der Reproduzierbarkeit bestimmter grobkoordinativer Grundübungen kann angestrebt werden, darf aber in dem praktischen Ablauf einer Behandlungseinheit nicht dominieren. Bezüglich der motorischen Grundeigenschaft Kraft besteht unterhalb des 8. bis 10. Lebensjahres keine Trainierbarkeit im Sinne einer morphologischen Adaptation.

Das späte Schulkindalter, das mit etwa 10 Jahren beginnt und sich bis zum Beginn der Pubertät hinzieht, gilt als das »goldene Lernalter« bezogen auf das Erlernen koordinativer Fertigkeiten. Die Ausreifung des Gleichgewichtsorganes und die zunehmende geistige Kooperationsbereitschaft lassen nun eine Stabilisation und Automatisation nicht nur von koordinativen Grobmustern, sondern auch von komplizierteren feinmotorischen Fertigkeiten zu. Im Rahmen der präventiven Haltungsschulung ist das späte Schulkindalter die Schlüsselphase im Erlernen physiologischer Bewegungsmuster, deren Automatisation mit Sicherheit positive Auswirkungen bis weit in das Erwachsenenalter mit sich führen würde. In dieser Phase Versäumtes ist später nur schwer und mit einem erheblich höheren Trainingsaufwand nachzuholen.

Die erste puberale Phase, die Pubeszenz, ist von eklatanten Veränderungen geprägt, die sowohl die Physis als auch die Psyche nachhaltig beeinflussen. Die Pubeszenz dauert bei Mädchen etwa vom 11./12. Lebensjahr bis zum 13./14. Lebensjahr. Bei Jungen setzt die Pubeszenz etwa ein Jahr später ein und dauert entsprechend auch etwa ein Jahr länger. Jährliche Größenzunahmen von mehr als 10 cm und Gewichtszunahmen von bis zu 10 kg pro Jahr sowie die hormonelle Umstellung verursachen in dieser Phase eine psycho-physische Labilität und Verunsicherung, die in Kombination mit der zeitweiligen Verschlechterung der Last-Kraftarmrelationen zu einer reduzierten koordinativen Lernfähigkeit führen. In der Phase der Pubeszenz können koordinative Fähigkeiten normalerweise lediglich stabilisiert werden, ein Ausbau der koordinativen Leistungsfähigkeit ist kaum möglich, oft muß sogar eine zeitlich begrenzte Reduzierung in der koordinativen Kontrolle auch bereits bekannter Bewegungsmuster inkauf genommen werden. Neben dieser besonderen Problematik, der auch die Krankengymnastik Rechnung tragen muß, hat sich allerdings herausgestellt, daß in der ersten puberalen Phase eine außerordentliche Trainierbarkeit der konditionellen Kraft- und Ausdauerfähigkeit besteht.

Bei der Behandlung dieser Altersgruppe lassen sich hervorragende Erfolge erzielen, wenn die korrigierende und stabilisierende Krankengymnastik im Sinn eines präventiven Krafttrainings durchgeführt wird, wobei aber auf die saubere koordinative Ausführung der Übungen größter Wert gelegt werden muß. Die Kombination von krankengymnastischen Übungen, Richtlinien aus dem sportlichen Krafttraining und dem Einsatz von Hanteln, Zugapparaten, Geräten zeigt auch im Zusammenhang mit den gestiegenen intellektuellen Fähigkeiten der Jugendlichen nachhaltige Wirkung.

Die nächste Entwicklungsstufe, die Adoleszenz, reicht bei Mädchen bis zum 17./18. Lebensjahr und dauert bei Jungen rund ein Jahr länger. Diese zweite puberale Phase ist von einer Harmonisierung vor allem in der physischen Entwicklung gekennzeichnet. Die zunehmende psycho-physische Belastbarkeit, die Stabilisierung des Charakters, der weitere Ausbau der intellektuellen Fähigkeiten und die immer noch hohe Anpassungsbereitschaft des Zentralnervensystems lassen das Training der koordinativen und konditionellen Fähigkeiten mit hoher bis höchster Intensität zu. Aus der Erfahrung des praktischen Alltags muß allerdings auf die starke Belastung der Jugendlichen in dieser Lebensphase mit Problemen der (Schul-)Ausbildung, Entscheidungen über die Berufswahl und des interfamiliären Bereichs hingewiesen werden.

Beim erwachsenen Mann stellt die Muskelmasse etwa einen Anteil von 40 bis 45% am Gesamtkörpergewicht. Bei Frauen beträgt der Gesamtmuskelanteil lediglich 25 bis 35% des Körpergewichtes, was zu ungünstigeren Last-Kraftarmverhältnissen führt.

Unter Berücksichtigung des relativ geringeren Körpergewichts der Frauen betragen die Differenzen in der Kraftleistung etwa 20% im Vergleich mit den Werten von Männern. Bezogen auf die Gesamtmuskelmasse und die bestehenden Unterschiede in der Kraftleistung sind Frauen höheren Alltagsbelastungen ausgesetzt als Männer. Die Schlußfolgerung, daß die weibliche Muskulatur durch normale Alltagsbelastungen besser und länger trainiert bleibt, ist richtig.

Bezogen auf die Maximalkraft von eher dynamisch arbeitenden Extremitätenmuskeln besteht zwischen Männern und Frauen ein deutlicher Unterschied in der Trainierbarkeit zugunsten der Männer. Ein muskuläres Aufbautraining nach einer postoperativen Immobilisation der Oberschenkelmuskulatur dauert bei Frauen nach unseren praktischen Erfahrungen etwa 2 bis 3mal länger als bei Männern, ehe die Maximalkraftwerte der gesunden Seite wieder erreicht sind.

Die Trainierbarkeit der Rumpfmuskulatur mit vorwiegend statischen Haltefunktionen scheint dagegen bei Männern und Frauen identisch zu sein.

Gleiche oder ähnliche Trainierbarkeit bedeutet natürlich nicht, daß sich die absoluten Kraftwerte der Frauen den Absolutwerten der Männer nähern.

0. Lebensjahr	6./7. →	9./10. →	11./12. ♀ → 13./14. ♂ →	13./14. ♀ → 14./15. ♂ →	17./18. ♀ → 18./19. ♂ →	50.–60. →
Säugling Kleinkind	Frühes Schulkindalter	Spätes Schulkindalter	Pubeszenz	Adoleszenz	Leistungsalter	Lebensabend

Frühes Schulkindalter

koordinative Kurzzeitlernfähigkeit, keine objektivierbare Trainierbarkeit der Kraft.

Spätes Schulkindalter

»Goldenes Lernalter«, Schlüsselphase für Koordinationstraining.

Pubeszenz

reduzierte koordinative Lernfähigkeit durch psycho-physische Labilität durch hormonelle Umstellung, gute Trainierbarkeit der Kraft- u. Ausdauerqualitäten.

Adoleszenz

Harmonisierung der physischen Entwicklung, Koordinations- und Konditionstraining mit hoher Intensität möglich.

Leistungsalter

Phase der höchsten psychisch-physischen Belastbarkeit.

Lebensabend

Die Qualität der konditionellen Grundeigenschaften Kraft, Koordination u. Beweglichkeit kann durch spezielles Training und Lebensführung ohne weiteres bis zum 60. Lebensjahr stabilisiert werden, Ausdauerqualitäten auch weit darüber hinaus.

Abb. 5: Trainierbarkeit der motorischen Grundeigenschaften. (In Anlehnung an J. Weineck).

Gleiche Trainierbarkeit heißt, daß ähnliche Kraftzunahmen bezogen auf die Ausgangsleistung in ähnlich langen Zeitspannen erzielt werden können. Männer erreichen ihr Kraftmaximum in der Lebensphase zwischen dem 20. und dem 30. Lebensjahr. Danach fällt die Kraftkurve langsam ab. Ein 65jähriger Mann kann unter normalen Umständen noch etwa 75% der Kraft erzielen, die er im Alter zwischen 20 und 30 Jahren erreicht hat. Bei Frauen verläuft die altersbedingte Kraftkurve nahezu gleich.

Der altersabhängige Kraftrückgang der Maximalkraft kann durch ein spezielles Krafttraining bis zum 60. Lebensjahr gehemmt bzw. sogar völlig aufgehalten werden. Besonders bei chronischen Krankheitsprozessen und Gelenkinstabilitäten kommt in diesem Bereich der Krankengymnastik eine wichtige Rolle in der Stabilisation und Konservierung der vorhandenen Kraft zu (Abb. 5).

Bezogen auf die Trainierbarkeit der Geschicklichkeit und der Gewandtheit, die Unterformen der Grundeigenschaft Koordination darstellen, liegen unterschiedliche Ergebnisse der Arbeitsmedizin vor. Neuere Untersuchungen weisen bei gleichen Bedingungen auf identische Trainierbarkeit von Männern und Frauen hin.

Ältere Arbeiten, die eine deutlich höhere Fähigkeit der Frauen im Erlernen und Umsetzen von koordinativen Aufgaben beschreiben, lassen sich eventuell durch früher vorherrschende soziokulturelle Erziehungs- und Verhaltensmuster erklären, die der Frau die vermeintlich leichteren aber koordinativ meist höherrangigen Aufgaben und dem Mann eher schwere und kraftintensive Aufgaben zugeordnet haben.

Funktionelles Muskelgleichgewicht

Das physiologische Muskelgleichgewicht ist einer der entscheidenden Aspekte im Krafttraining.

Im Sport, aber auch in der Rehabilitation von Sport- und Unfallpatienten sowie im Kompensations-Krafttraining bei bestehenden Gelenkinstabilitäten, wird leider zu oft der Fehler beobachtet, daß das Training der Hauptbewegungsmuskeln einseitig überbetont wird. In der Vernachlässigung der notwendigen antagonistischen Muskeln liegt die Gefahr der Ausbildung muskulärer Dysbalancen, die zu schlechter Haltung, unzureichender Stabilität und mangelhafter Koordination führen können.

Im Sport erhöht das Ungleichgewicht der Muskelverhältnisse das Verletzungsrisiko und verhindert das Erreichen einer optimalen Leistung. Im Berufsalltag verstärken bestehende Dysbalancen Fehlhaltungen und können chronische Überbelastungen in der betroffenen und in benachbarten Körperregionen hervorrufen.

Physiologisches Muskelgleichgewicht bedeutet nicht absolute Kräfteparität zwischen agonistischen und antagonistischen Muskeln. Ein forciertes Training einer bestimmten Muskelgruppe hat aber nur dann einen Sinn, wenn die Entwicklung der entsprechenden Antagonisten nicht vernachlässigt wird.

Durch die geschlechts- und altersbedingten Unterschiede von Untrainierten und Spitzensportlern, durch die Veränderungen, denen die muskulären Relationen einer Muskelkette oder eines Gelenkes durch die unterschiedlichen Anforderungen im Beruf, Alltag und Sport ausgesetzt sind, ist es äußerst schwierig Normen oder Empfehlungen zum funktionellen Muskelgleichgewicht aufzustellen.

Eine Möglichkeit ist die Messung der statischen Maximalkraft der Agonisten und der Antagonisten einer Bewegung. Der Vorteil dieser Methode ist, daß auch dreidimensionale Bewegungen kräftemäßig objektiv erfaßt werden können. Die Ergebnisse statischer Kraftmessungen können aber nur bedingt auf die muskulären Verhältnisse bei dynamischen Bewegungen übertragen werden. Sie stellen außerdem lediglich die Muskelkraftwerte bezogen auf die genau definierte und geprüfte Gelenkwinkelposition dar.

Eine objektive Untersuchung dynamischer Kraftverhältnisse ist durch isokinetische Meßverfahren und deren computergestützte Auswertung gegeben. Krafttests bei verschiedenen Bewegungsgeschwindigkeiten dokumentieren die geschwindigkeitsbezogenen Kräfterelationen. Zur Problematik und Beurteilung isokinetischer Testverfahren wird im Kapitel III S. 91 Stellung bezogen. Vorab nur soviel: es scheint, daß sich bei höheren Bewegungsgeschwindigkeiten die Kräfterelationen zugunsten der üblicherweise schwächeren Muskelgruppe einer Gelenkeinheit verschieben. Die muskulären Gegenspieler der, bezogen auf statische Maximalkraftwerte, eindeutig dominanten Muskeln einer Gelenkeinheit nehmen demnach in der dynamischen Kontrolle und Stabilisierung höherer Bewegungsgeschwindigkeiten an Bedeutung zu.

Einen ungefähren Anhaltspunkt in der Frage nach dem funktionellen Muskelgleichgewicht geben unsere aus verschiedenen Untersuchungen mit unterschiedlicher Kraftmeßmethodik gemittelten und in Prozentwerte umgerechneten Werte, die außerdem von unseren eigenen praxisnahen Erfahrungen und Ergebnissen bestätigt wurden (Abb. 6).

Einige Beispiele werden die Bedeutung und den Wert eines funktionellen Muskelgleichgewichtes verdeutlichen. In der postoperativen krankengymnastischen Behandlung einer vorderen Kreuzbandruptur muß der Kraftentwicklung der Knieflexoren besondere Beachtung geschenkt werden. Die Knieflexoren arbeiten aktiv einer Schubladenbewegung entgegen und ergänzen so die

30

Gelenk	Extensoren	Flexoren	Andere Bewegungen	
HWS	100	60		
BWS/LWS	100	70–80		
Schulter	20	100	Adduktion/Abduktion	100:40–60
			Innenrotation/Außenrotation	100:50
Ellenbogen	70–80	100	Supination/Pronation	100:95
Hand	30–40	100		
Hüfte	100	85–95	Adduktion/Abduktion	100:70–80
			Außenrotation/Innenrotation	100:10–20
Knie	100	60–70		
Fuß	40	100	Supination/Pronation	100:40–50

Abb. 6: Orientierungsschema »physiologisches Muskelgleichgewicht« – Angaben in %
(nach Hettinger u. Hollmann)
Aus »Sportphysiotherapie und Rehabilitation« (Einsingbach/Klümper/Biedermann),
Thieme Verlag, 1988.

passive Funktion des vorderen Kreuzbandes. Als Richtlinie im rehabilitativen
Muskelaufbautraining empfehlen wir deshalb in diesem Fall, durch gezielten
Trainingsaufbau die normale Relation zwischen Knieextensoren und -flexoren
zugunsten der Knieflexoren zu verändern. In isokinetischen Muskelkraftanalysen erreichen die Knieflexoren bei langsamen bis mittleren Bewegungsgeschwindigkeiten etwa 50 bis 65% der Extensorenkraftwerte. In dem speziellen
Fall einer Läsion des vorderen Kreuzbandes sollten die Kraftwerte der Knieflexoren auf etwa 70 bis 80% der Extensorenvorgabe gesteigert werden.
Ein anderes Beispiel ist das Aufbautraining nach Verletzungen im Bereich
des Sprunggelenkes. Nach einer Operation bzw. nach einer Immobilisation
müssen natürlich die Plantarflexoren intensiv gekräftigt werden, weil sie der
»Motor« der Abrollbewegung des Fußes sind. Pauschale Trainingsempfehlun-
gen wie die »Zehenspitzenstand«-Übung verändern das Muskelgleichgewicht
zwischen Plantarflexoren und Dorsalextensoren zum Nachteil für die ohnehin
häufig abgeschwächten Dorsalextensoren. Sportler in beinaktiven Sportarten
belasten sportartspezifisch vor allem die Plantarflexoren. Für eine gute Ge-
lenkführung und -sicherung in der Dynamik und bei statischen Belastungen
sind die Dorsalextensoren aber ebenso wichtig. Die normale Relation zwischen
Plantarflexoren und Dorsalextensoren liegt etwa bei 100 zu 40. Wird nach

Verletzungen und Ruhigstellung einseitiges Training für die Plantarflexoren durchgeführt, so kann sich dieses Verhältnis zuungunsten der Dorsalextensoren verändern.

Auch in dem Bereich der Rumpfmuskulatur gibt es schwerwiegende Dysbalancen. Neben knöchernen Fehlstellungen sind vor allem Haltungsfehler für die Dysfunktion großer Teile der Rumpfmuskulatur verantwortlich. Zur Diskussion über den Sinn und Unsinn richtiger und falscher Bauch- und Rückenmuskelübungen möchten wir nur soviel beitragen, daß auch die Rumpfflexoren und ihre Antagonisten, die Rumpfextensoren, in einem ausgewogenen Verhältnis zueinander stehen müssen. Das funktionelle Muskelgleichgewicht der Rumpfmuskulatur mißt sich in erster Linie an den Anforderungen des Alltags, der den Rumpf in der Regel in der Vertikalen beansprucht. Leider haben sogar krankengymnastische Übungskonzepte in der Vergangenheit mitunter einseitig die Rumpfflexoren betont. Andererseits sind wir nicht der Meinung, daß die ausschließlich reflektorische Kontraktion der Bauchmuskulatur einen adäquaten Trainingsreiz darstellt.

Ohne der gesonderten Besprechung des Aufbautrainings der Rumpfmuskulatur vorgreifen zu wollen, raten wir zu der »Zwei-Drittel/Ein-Drittel«-Regel, die der physiologischen Relation zwischen Rumpfextensoren und -flexoren nahekommt. Diese Trainingsempfehlung besagt, daß etwa zwei Drittel der Behandlungszeit und des Umfangs für das Training der Rumpfextensoren, ein Drittel für die Rumpfflexoren aufgewendet werden sollten.

Struktur der Kraft

Die Rolle der motorischen Grundeigenschaft Kraft wird in der krankengymnastischen Behandlung allgemein unterschätzt. Im praktischen Alltag der Krankengymnastik und der Rehabilitation ist aber das Üben von spezifischen Körperhaltungen und speziellen Bewegungsmustern das Resultat von Kräften. Die Verbesserung der motorischen Grundeigenschaft Kraft im Rahmen der Krankengymnastik und Rehabilitation rangiert ebenbürtig neben der Koordinationsschulung und der Erarbeitung einer adäquaten Beweglichkeit.

Die Bedeutung der motorischen Grundeigenschaften Koordination, Beweglichkeit und Kraft in der Krankengymnastik ist unumstritten. Lediglich die in den unterschiedlichen Rehabilitationsabschnitten und Behandlungsphasen veränderte Akzentuierung entsprechend der individuellen Vorgaben differenziert die Behandlungsziele, -inhalte und -methoden.

Kraft darf nicht nur als die physikalische Größe Masse multipliziert mit der Beschleunigung gesehen werden. Kraft wird als die Fähigkeit eines Menschen definiert, eine Masse zu bewegen, einen Widerstand zu überwinden oder einem Widerstand durch Muskeleinsatz entgegenzuwirken. Chemische Energie wird in mechanische Energie umgesetzt, die Impulse dazu kommen vom Nervensystem. Erst ein funktionsfähiges neuromuskuläres System ermöglicht die Umsetzung der Kraft in koordinierte Bewegung und Stabilisation.

Die Trainingswissenschaft und die Arbeitsmedizin unterteilt die Kraft in drei Subkategorien: die Maximalkraft, die Kraftausdauer und die Schnellkraft. Diese theoretische Klassifizierung darf nicht dazu verleiten anzunehmen, jede der Unterformen der Kraft könne isoliert trainiert werden. Das Gegenteil ist der Fall: die Entwicklung der Maximalkraft ist von der Kraftausdauer abhängig, im Sinn einer rascheren Regenerationsfähigkeit nach Belastungen und einer umfangmäßig höheren Belastungstoleranz, die erst bei guten Kraftausdauerfähigkeiten gewährleistet ist. Die Kraftausdauer hängt andererseits aber ebenfalls von der Entwicklung der Maximalkraft ab. Eine gute Maximalkraft erhöht automatisch die bei Kraftausdauerleistungen tolerierten Belastungen. Ähnliche komplexe Verknüpfungen existieren zwischen der Maximalkraft und der Schnellkraft.

Die Differenzierung der Maximalkraft, Kraftausdauer und Schnellkraft wird vom Innervationsverhalten bestimmt, also der Fähigkeit der willkürlichen Aktivierung der motorischen Einheiten, vom Muskelfaserquerschnitt und von der Muskelfaserstruktur, bezogen auf die Anteile und den Grad der Trainiertheit der schnellkräftigen Fast Twitch- bzw. der langsameren Slow Twitch-Fasern.

Maximalkraft

Die Maximalkraft ist die bei einer maximalen statischen Muskelkontraktion gegen einen unüberwindlichen Widerstand einsetzbare Kraft. Diese Definition orientiert sich an der statischen Maximalkraft, die allerdings positionsbezogen ist, d. h. bei einem statischen Maximalkrafttest ist es wichtig zu dem festgelegten Kraftmaximum die Gelenkposition anzugeben, in der der Test stattfand. Den Krankengymnasten sollte dieses Verfahren aus der Anwendung der Muskelfunktionsprüfung nach Daniels/Williams/Worthingham geläufig sein.

An der beschriebenen statischen Maximalkraft orientiert sich die konzentrische Maximalkraft, die die maximale dynamische Kraft bei überwindender Muskelarbeit beschreibt. Untrainierte erreichen hier Kraftwerte, die etwa 10 bis 15% unter der statischen Maximalkraft liegen. Durch entsprechendes Training kann diese Differenz bis auf unter 5% verringert werden.

Zwischen der statischen und der dynamisch-überwindenden Maximalkraft besteht eine enge Artverwandtschaft. Beim Anheben einer schweren Last muß so lange statisch gearbeitet werden, bis die innere Kraft des Übenden die äußere Kraft des anzuhebenden Gewichtes neutralisiert hat, und er durch eine weitere Steigerung der eingesetzten Kraft das Gewicht bewegen bzw. beschleunigen kann. Je nach der Größe des zu überwindenden Widerstandes kann der Anteil der statischen (Vor-)Arbeit bis über 95% an der »dynamischen« Gesamtleistung sein.

Bei exzentrischen Leistungen im Maximalbereich werden dagegen in der Regel deutlich höhere Werte erzielt als bei statischer Muskelkontraktion. Exzentrische Maximalkraftwerte, die bis zu 40% über den statisch erzielten Werten liegen können, werden durch die passiven Elastizitätskräfte, durch die exzentrische Dehnung muskulärer Strukturen und durch eine insgesamt höhere Innervationsaktivität bei exzentrischer Muskelarbeit erklärt.

Jede dynamische und statische Muskelarbeit orientiert sich an der individuellen Maximalkraft. Diese Tatsache gilt im Training gesunder Sportler ebenso wie in der Behandlung von neuromuskulär nicht geschädigten Patienten. Es ist deshalb wesentlich, einen Weg zur objektiven Bestimmung der individuellen Maximalkraft des Patienten zu finden, nach der sich die Dosierung der Reizintensität im Maximalkraft-, Hypertrophie-, Kraftausdauer- und Koordinationstraining richtet.

Ein Beispiel wird diese theoretische Forderung belegen. Nach einer Immobilisation soll die Oberschenkelmuskulatur eines Unfallpatienten wieder auftrainiert werden. Die Voraussetzungen zum Beginn des rehabilitativen Muskelaufbautrainings sind erfüllt (Belastbarkeit der verletzten Strukturen, ausreichende Beweglichkeit, Reizfreiheit im Gelenkbereich). Ohne die entsprechende ausführliche Darstellung in den weiteren Kapiteln vorwegzunehmen, im Rahmen eines rehabilitativen Muskelaufbautrainings einer atrophen Muskulatur mit dem Ziel einer Hypertrophie müssen bestimmte Belastungsreize während der Übungsbehandlung gewährleistet sein.

In dem aufgeführten Beispiel reichen Trainingsreize in Höhe von 60 bis 70% der Maximalkraft aus, um einen adäquaten Trainingsreiz mit nachfolgender Hypertrophie der atrophen Oberschenkelmuskulatur zu erzielen. Ist das Behandlungsziel nicht die Hypertrophie, sondern eine Verbesserung der Kraftausdauer oder das Einüben bestimmter koordinativ bedeutender Bewegungsmuster, ändert sich die Höhe der Reizintensität entsprechend den Kriterien der Trainingslehre und der Arbeitsmedizin, wobei auch hier als Ausgangspunkt der individuelle Maximalkraftwert genommen wird.

Dieses Beispiel verdeutlicht die Wichtigkeit der Maximalkraftbestimmung auch in der Krankengymnastik und Rehabilitation. Das Problem in der Praxis liegt darin, daß sich nicht immer die individuelle Maximalkraft eines Patienten ermitteln läßt. Nach der erwähnten Definition wird der 100%-Maximalkraftwert bei einer maximalen statischen Kontraktion erreicht. Die Umsetzung dieser Tatsache in die Praxis ist oft unmöglich oder äußerst schwierig, da die besondere Situation des Patienten eine echte Austestung der Maximalkraft nicht zuläßt. Die Verfahren und Methoden, die dennoch den notwendigen Orientierungs- und Ausgangswert in Maximalkraftnähe ermitteln, stellen wir in den entsprechenden Kapiteln vor.

Die Bedeutung der Maximalkraft erschöpft sich natürlich nicht in der Orientierungshilfe für die Festlegung der adäquaten Trainingsreize.

Maximalkraft ist die Fähigkeit, höchsten Widerständen entgegenzuwirken, sie zu überwinden oder höchste äußere Kräfte, die auf den Körper einwirken, zu neutralisieren. Es ist unbestritten, daß Kraftausdauerleistungen eng mit dem Entwicklungsgrad der Maximalkraft korrelieren.

Auch hier wieder ein kleines Zahlenbeispiel zur Verdeutlichung: beträgt die Maximalkraft der Unterarmbeuger beim Beugen des Ellenbogengelenkes 10 kp, so lassen sich weitgehend aerobe Kraftausdauerübungen mit etwa 3 kp durchführen, ohne daß eine wesentliche Laktatbildung zu verzeichnen wäre. Mit diesen 3 kp könnte der Patient ohne Unterbrechung problemlos 30 und mehr Übungswiederholungen durchführen. Wird nun durch ein spezielles Maximalkrafttraining die Maximalkraft der Ellenbogenbeuger um 30% auf 13 kp gesteigert, bedeutet dies auch eine wesentlich höhere Belastungstoleranz im Kraftausdauertraining. Jetzt wären im aeroben Bereich 30 und mehr Wiederholungen mit 4 kp Belastung möglich.

Kraftausdauer

Unter Kraftausdauer versteht die Trainingswissenschaft die Widerstandsfähigkeit gegen Ermüdung bei langandauernden oder sich häufig wiederholenden Kraftleistungen, die mehr als 30% der individuellen Maximalkraft beanspruchen. Mit Kraftausdauer ist die lokale Muskelausdauer einzelner Körperabschnitte oder -regionen gemeint. Für die Qualität der Kraftausdauer sind in erster Linie die lokalen hämodynamischen (z. B. die Kapillarkompression) und metabolischen Vorgänge der belasteten Muskelstrukturen von Bedeutung. Im Gegensatz zur Herz- und Kreislaufausdauer, die auch allgemeine Ausdauer genannt wird, ist das kardiopulmonale System nur ein Zuarbeiter der Kraftausdauer, nicht aber ihr leistungsbegrenzender Faktor.

Entsprechend der erwähnten Definition existiert eine statische und eine dynamische Komponente der Kraftausdauer. Generell werden die Rumpfmuskeln eher im Sinn der statischen Kraftausdauer und die Extremitätenmuskeln vorwiegend im Rahmen der dynamischen Kraftausdauer beansprucht. Mehrstündiges Bergwandern stellt eine dynamische Kraftausdauerleistung insbe-

35

sondere für die Beinmuskulatur dar. Eine sitzende Tätigkeit im EDV-Sektor belastet die Schultergürtelmuskulatur statisch und kann bei nicht ausreichender statischer Kraftausdauer zu massiven Problemen führen, speziell dann, wenn unfunktionelle Arbeitsplätze statische Fehlhaltungen hervorrufen.

Die Strukturierung der Kraftausdauer wird wesentlich durch die Art der Energiebereitstellung und durch die Form der jeweils dominierenden Muskelkontraktionsform bestimmt.

Bei aeroben bzw. alaktaziden Kraftausdauerbelastungen wird die Energie für die Muskelarbeit im Fließgleichgewicht zwischen der Sauerstoffaufnahme und dem Sauerstoffverbrauch bereitgestellt. Neben der Dauer der Belastung und der Bewegungsfrequenz ist die Höhe der für die Belastung eingesetzten Kraft entscheidend, die sich an der individuellen Maximalkraft orientiert. Die Energiebereitstellung ist bei statischer Arbeit auf aerober Grundlage lediglich bei einer Belastungsintensität von weniger als 15% der Maximalkraft möglich. Diese weitgehend aeroben statischen Kraftausdauerbelastungen sind im Alltag sehr selten. Statische Muskelarbeit findet üblicherweise im anaeroben Kraftausdauerbereich statt, der bereits bei Belastungen beginnt, die mehr als 15 bis 20% der Maximalkraft benötigen. Bei höheren statischen Beanspruchungen kommt es durch die Kontraktionsintensität zu einer Gefäßkompression. Kontraktionen von 50 bis 60% der Maximalkraft führen zu einem Durchblutungsstop innerhalb der aktivierten Muskulatur, in dessen Folge rein anaerobe Vorgänge die Energiebereitstellung prägen.

Aerobe-dynamische Kraftausdauer wird verlangt, wenn die Belastungsreize weniger als ein Drittel der Maximalkraft fordern. Wenn wir uns an die eingangs erwähnte Definition der Kraftausdauer aus der Trainingswissenschaft und Arbeitsmedizin erinnern, nach der von Kraftausdauerleistungen gesprochen wird, wenn über einen längeren Zeitraum statische oder dynamische Arbeit mit mindestens 30% der Maximalkraft geleistet wird, müssen wir jetzt erklären: generell schließen wir uns der genannten Definition an.

Für die Krankengymnastik und das Muskelaufbautraining mit durch Dysfunktion, Schmerzen oder Immobilisation atropher Muskulatur können wir aber den definitorisch negierten Belastungsbereich unterhalb der 30%-Schwelle der Maximalkraft nicht unberücksichtigt lassen.

Ein großer Anteil der normalen Alltagsmotorik wird mit weniger als 30% der Maximalkraft absolviert. Gerade im rehabilitativen Bereich müssen wir Patienten oft erst zur Toleranz der normalen Alltagsmotorik hinführen. Defizite im aerob-dynamischen Kraftausdauerbereich und die häufig vorhandenen koordinativen Probleme lassen sich nach unserer Meinung nur dann adäquat therapieren, wenn der aerobe Belastungsbereich unterhalb 30% der Maximalkraft mit in die Therapie einbezogen wird, zumal die anaerobe Belastungstoleranz bei Unfallverletzten und orthopädischen Patienten zumindest zu Beginn des muskulären Aufbautrainings im Regelfall unterentwickelt ist.

Anaerobe-dynamische Kraftausdauer wird ab einer Belastungsintensität von 30% der Maximalkraft verlangt. In diesem Belastungsbereich liegt die sport- und trainingswissenschaftlich definierte Kraftausdauer. Nahezu sämtliche sportlichen und sehr viele Kraftausdauerbelastungen des Alltags sind nur mit anaerober Energiebereitstellung durchführbar. Je besser der Trainingszustand der Patienten ist, desto höher kann der Anteil des anaeroben Kraftausdauertrainings im Rahmen des rehabilitativen Aufbautrainings sein. Je höher die Belastungsintensität bei Kraftausdauerübungen ist, desto weniger Übungswiederholungen sind natürlich möglich. Mit zunehmender Belastungshöhe verliert das Training mehr und mehr den Charakter eines Kraftausdauertrainings und geht in den Bereich des Maximalkrafttrainings über (Abb. 7).

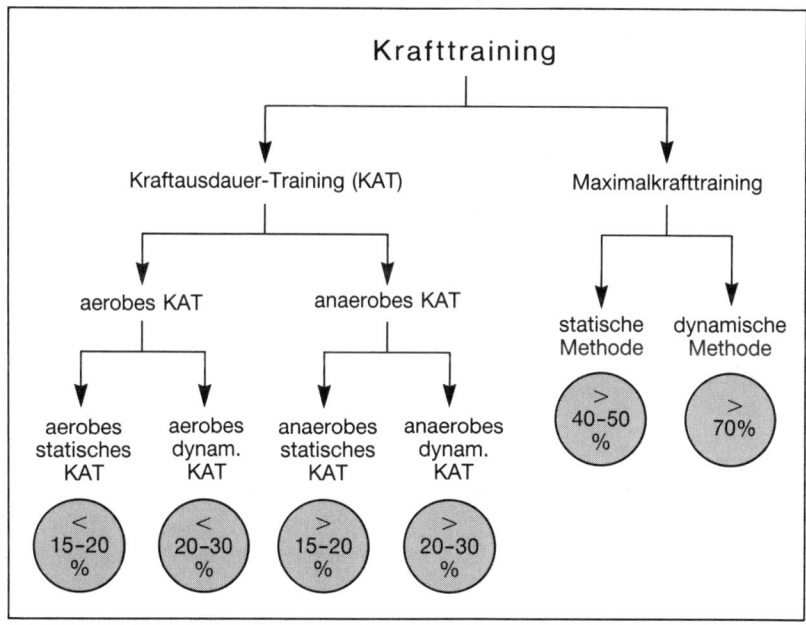

Abb. 7: Schematische Darstellung des krankengymnastischen Krafttrainings mit der prozentualen Angabe der Reizschwelle (Größe des Widerstandes) bezogen auf die individuelle Maximalkraft des Patienten (= 100%).
Aus:»PNF in Orthopädie und Unfallnachbehandlung«. (Einsingbach), Pflaum Verlag, 1989.

Schnellkraft

Unter Schnellkraft versteht die Trainingswissenschaft die Fähigkeit, Widerstände mit höchstmöglicher Kontraktionsgeschwindigkeit zu überwinden. Schnellkraft ist immer zeitabhängig. Dieser Tatsache trägt die Definition Rechnung, die die Schnellkraft als die Fähigkeit beschreibt, in der zur Verfügung stehenden Zeit einen möglichst großen Kraftimpuls zu produzieren.

Für die Praxis bedeutet dies, je schneller die ausgeführte Bewegung, desto kleiner wird die einsetzbare Maximalkraft, oder als reziproke Schlußfolgerung, je größer der zu bewegende Widerstand, desto mehr Zeit wird selbst bei bewußt schnellstmöglicher Überwindung benötigt.

Bei einer hohen Verkürzungsgeschwindigkeit des Muskels verringern sich die Kontaktzeiten der Aktin-Myosin-Komplexe, so daß es zu einer Reduzierung der einsetzbaren Kraft kommt.

Schnellkraft ist abhängig vom Kraftanstieg, d. h. der Schnelligkeit der Kraftentfaltung, vom erreichten Kraftmaximum, das sich wieder an der Maximalkraft orientiert und von der Dauer der Kraftwirkung. Diese Abhängigkeiten gelten für dynamische und für statische Muskelkontraktionen.

Bei gering belasteten Bewegungen mit dem Arm erreichten gesunde, sportlich trainierte Testpersonen bei schnellstmöglicher Bewegungsausführung lediglich etwa 40% der statischen Maximalkraft. Andererseits benötigten diese Testpersonen aber nur ein Viertel bis ein Drittel der Zeit, die zur Erreichung der vollen statischen Maximalkraftleistung gebraucht wurde.

Die Komplexität von Schnellkraft und Maximalkraft wird auch hier wieder deutlich: je besser die Maximalkraft entwickelt ist, desto höhere Belastungen können in gleicher oder sogar kürzerer Zeit schnellkräftig bewältigt werden.

Zwei differenzierte Unterkategorien der Schnellkraft, die Start- und die Explosivkraft, beschreiben die Fähigkeiten, mit dem Kontraktionsbeginn eine möglichst schnelle Kraftentfaltung zu erreichen und diesen Kraftanstieg steil weiter zu entwickeln. Besonders bei kurzzeitigen, explosiven Belastungen mit einer Dauer von bis zu 150 ms sind die Start- und die Explosivkraft zusammen mit dem bei dieser schnellkräftigen Kraftleistung erreichbaren Kraftmaximum bestimmend. Längere Krafteinsätze mit einer Dauer von mehr als 150 ms werden dagegen eher von dem erreichten Kraftmaximum beeinflußt, das im wesentlichen von der individuellen Maximalkraftleistung abhängt.

In der krankengymnastischen Behandlung und im Rahmen des muskulären Aufbautrainings nach Unfallverletzungen und bei orthopädischen Krankheitsbildern steht die Entwicklung der Schnellkraft erst am Ende der Rehabilitationsphase. Im rehabilitativen Bereich müssen im Regelfall erst die Voraussetzungen für ein Schnellkrafttraining geschaffen werden. Die Belastbarkeit der eingesetzten Strukturen muß gegeben sein, hemmende Defizite im koordinativen Bereich und in der Beweglichkeit müssen ausgeglichen sein und die muskulären Rahmenbedingungen so wiederhergestellt sein, daß Schnellkrafttraining möglich ist. Ausgeprägte Muskelatrophien, massive Muskelverspannungen, Muskel- und Sehnenansatzschmerzen müssen vor dem Beginn des rehabilitativen Schnellkrafttrainings behandelt werden.

Um eine volle Reintegration in den Alltag und Sport zu erreichen, sind Maßnahmen zur Wiederherstellung der Schnellkraftfähigkeiten aber ebenso ein Bestandteil einer Rehabilitation wie der Ausgleich von Muskelatrophien und die Beseitigung von Flexibilitätsdefiziten oder die Behandlung von Schmerzzonen.

Kraft und reaktives Bewegungsverhalten

Die Qualität des reaktiven Bewegungsverhaltens mißt sich an der Fähigkeit, aus einer exzentrischen Bewegung innerhalb möglichst kurzer Zeit einen hohen konzentrischen Kraftstoß zu entwickeln. Diese Schnellkraftleistung des Dehnungs-Verkürzungs-Zyklus bestimmt nahezu sämtliche sportlichen Bewegungen, insbesondere die Aktivitäten, die Sprung- und Sprintaktionen oder spezifische reaktive Bewegungen verlangen.

Ein Fußballspieler täuscht bei einem Balldribbling gegen einen Gegenspieler das Vorbeidribbeln an, indem er zum Passieren über die rechte Seite ansetzt, die begonnene Bewegung abrupt exzentrisch abbremst, um dann mit einer reaktiven Bewegung konzentrisch den getäuschten Gegenspieler auf der linken Seite zu passieren. Der Wiegeschritt eines Weitspringers in der Konzentrationsphase unmittelbar vor dem Beginn des Anlaufes ist keine nervöse Marotte, sondern der meist unbewußte Versuch über die Mechanismen des Dehnungs-Verkürzungs-Zyklus eine größere konzentrische Kraft beim Anlauf zum Weitsprung zu entwickeln.

Ein optimales reaktives Bewegungsverhalten ist dann gegeben, wenn nach der möglichst kurzen exzentrisch bedingten Amortisationsphase ein möglichst hoher konzentrischer Kraftimpuls erreicht wird.

Neben der verständlicherweise überragenden Bedeutung dieser spezifischen Schnellkraftleistung im Sport spielt das reaktive Bewegungsverhalten aber auch eine nicht zu unterschätzende Rolle in der Wiederherstellung der normalen Funktionsfähigkeit des neuromuskulären Systems nach Verletzungen, Immobilisationen oder anderen akuten oder chronischen Dysfunktionen.

Die Funktionseinheit Fuß–Sprunggelenk–Unterschenkel ist nach unserer Einschätzung nicht voll beanspruchbar, im Sinn der bereits erwähnten definierten Beanspruchbarkeit, wenn reaktive Bewegungen entweder überhaupt negiert werden, schmerzhaft sind oder koordinativ nicht kontrolliert werden können. Wenn nach einer Verletzung im Bereich der unteren Extremität das reaktive Bewegungsverhalten gestört ist, kann schon das Aussteigen aus der Straßenbahn bei entsprechender Eile und Stufenhöhe eine Gefahr darstellen. Reaktives Bewegungsverhalten verstehen wir in der Rehabilitation in erster Linie als die Fähigkeit, möglichst rasch nach einer exzentrischen Bremsarbeit auf konzentrische oder statische Muskelarbeit umschalten zu können. Die Wiedergewinnung eines ausreichenden reaktiven Bewegungsverhaltens hängt vor allem vom Anspruch des Patienten an seinen Körper ab. In der Rehabilitation eines Sportlers hat die Wiederherstellung der reaktiven Bewegungsqualitäten einen sehr viel höheren Stellenwert und muß mit anderen Trainingsinhalten und -umfängen geübt werden als bei einem Nicht-Sportler.

Die Abbildung 8 vermittelt ein deutliches Bild über die Vorzüge eines optimal entwickelten reaktiven Bewegungsverhaltens. Beim Untrainierten verpuffen die bei einem Sprung aus 1,10 m Höhe reflektorisch ausgelösten Zusatzaktivitäten uneffektiv bereits vor dem Bodenkontakt.

Die mangelhafte Amortisation der exzentrischen Belastung, bedingt durch schlechte Koordination und/oder unzureichende Kraftverhältnisse, kann in der Landephase zu einem Risiko werden, wenn der Sprung nicht »gestanden« wird, die beteiligten Gelenke nicht stabilisiert werden können. Was bei einem Sprung aus 1,10 m Höhe zu einer so eindrucksvollen Ausprägung führt, kann bei kleineren Höhen, wie es Treppenstufen und Bodenunebenheiten darstellen, zur (Mikro-)Traumatisierung von vorgeschädigten bzw. sich in der Ausheilung befindlichen Strukturen führen.

Andererseits führt das trainierte reaktive Bewegungsverhalten zu einer Addition der reflektorisch ausgelösten Zusatzinnervation auf die bereits bestehende Grundaktivität, was sich in einer explosiven konzentrischen Reaktion und einer verkürzten Kontaktphase des Fußes am Boden ausdrückt.

Kraft und Koordination

Krafttraining und Koordinationsschulung schließen sich keinesfalls aus, im Gegenteil, die unterschiedliche Trainingsmethodik dieser beiden motorischen Grundeigenschaften läßt sich komplex verknüpfen.

Beginnt ein ursprünglich untrainierter Nicht-Sportler mit Kraftaufbautraining, so steigen seine in Maximalkrafttests gezielten Kraftwerte bereits nach kurzer Zeit deutlich über das Ausgangsniveau, ohne daß objektive morphologische Veränderungen oder bedeutende Verbesserungen des lokalen Muskelstoffwechsels stattgefunden haben. Das gleiche Phänomen ist im rehabilitativen Muskelaufbautraining nach Verletzungen, Immobilisationen oder musku-

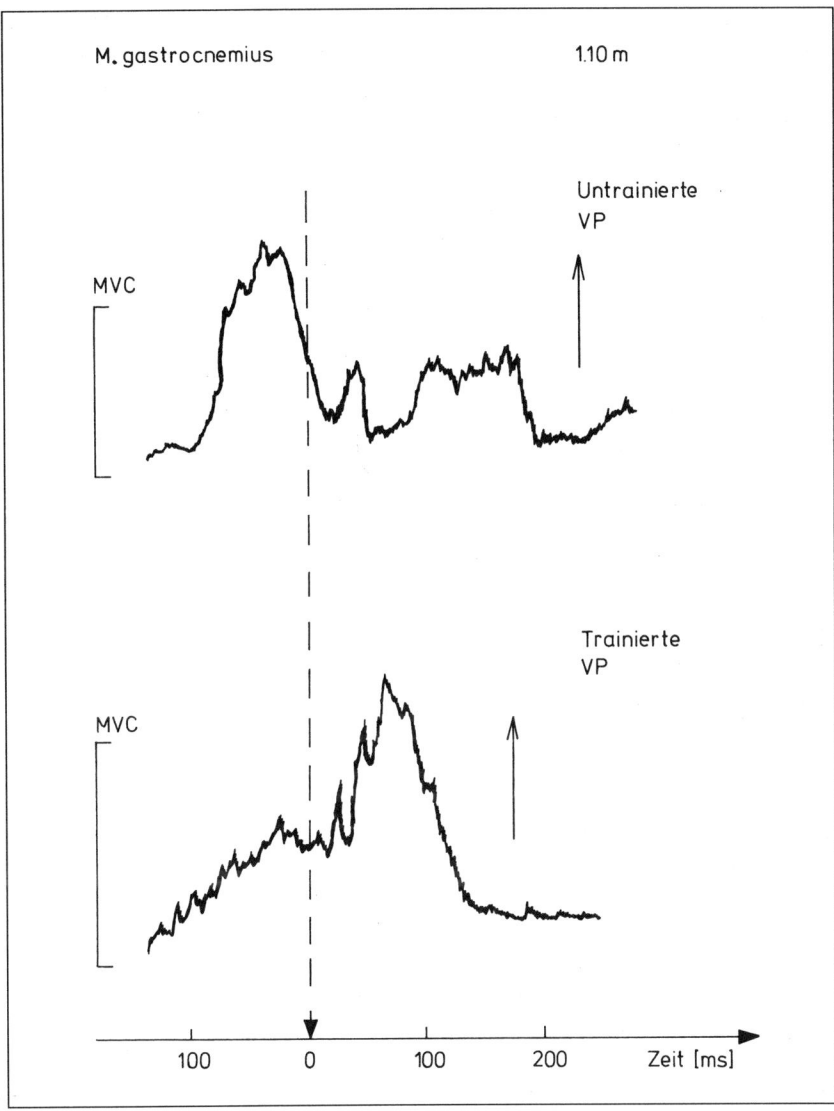

Abb. 8: Elektromyogramm des M. gastrocnemius in der Lande- und Absprungphase bei Untrainierten und Trainierten bei Sprung aus 1 m Höhe mit anschließendem reaktivem Absprung.
↓ Landung; ↑ reaktiver Absprung.
In Anlehnung an »Muskuläre Rehabilitation« (Autorenkollektiv) Perimed Verlag, 1988.

41

lären Dysfunktionen festzustellen. Selbst ein Patient mit stark atrophierter Muskulatur ist, sofern Schmerzfreiheit besteht, schon nach wenigen Behandlungseinheiten in der Lage, die Ausgangsstandards seiner Kraftqualitäten klar zu überbieten.

Die Erklärung für diese Vorgänge ist der koordinative Lerneffekt, dem die Steigerung der Kraftwerte ohne objektivierbare morphologische Prozesse zugrunde liegt. Der koordinative Lerneffekt ist Ausdruck einer spezifischen Koordinationsschulung, die eine Reduzierung des Energieaufwandes während muskulärer Aktionen bei gleichbleibender oder höherer Effizienz zur Folge hat. Durch die Ökonomisierung der vorhandenen Energien wird der Zeitpunkt der Ermüdung hinausgeschoben. Dadurch beeinflußt der koordinative Lerneffekt die Kraftausdauerleistungen schon nach wenigen Behandlungseinheiten, ohne daß maßgebliche Veränderungen im Muskelstoffwechsel stattgefunden haben, die diese Leistungssteigerung erklären könnten.

Die Energieanforderung bei muskulärer Arbeit läßt sich nicht nur auf die Energie beschränken, die zur tatsächlichen Muskelkontraktion benötigt wird. Auch die Aufnahme, Weiterleitung, Umschaltung, Verarbeitung und Kontrolle der sensiblen und motorischen Impulse verbrauchen Energie. Ständiges Wiederholen eines bestimmten Bewegungsmusters führt zur Adaptation des neuromuskulären Apparates, die sich in der Anpassung der Synapsen sowie in der Erregungssteigerung der motorischen Vorderhornzellen der agonistischen Muskulatur äußert. Diese Adaptationsmechanismen werden als Fazilitation oder Bahnung bezeichnet.

Die durch ungewohnte, neuartige Bewegungsabläufe hervorgerufenen Reize haben die Eigenschaft, sich im Bereich des Gyrus praecentralis auszubreiten und damit die Mitbewegung für das tatsächliche Bewegungsmuster überflüssiger Muskulatur zu provozieren. Koordinationsschulung schränkt diesen Irradiationseffekt ein. Die zentralnervöse Ermüdung wird verzögert, da sich die Energieverluste durch nicht gewollte negative Irradiation verringern.

Wird ein spezifisches Bewegungsmuster automatisiert, werden zusätzliche Kontroll- und Steuerkapazitäten frei, wenn die bewußte Kontrolle der Bewegung entfällt. Die Automatisierung eines Bewegungsmusters wird als die Schaffung eines spezifischen motorisch-dynamischen Sterotyps bezeichnet, womit die zeitlich und räumlich identische Ausführung eines vorgegebenen Bewegungsmusters gemeint ist.

Jede muskuläre Aktion wird von der Qualität zweier voneinander abhängiger Koordinationssysteme bestimmt. Die intramuskuläre Koordination beschreibt das genau abgestimmte Innervieren und Rekrutieren der Muskelfasern innerhalb des einzelnen Muskels. Bedenkt man, daß jeder einzelne

Muskel bis zu mehreren hunderttausend Muskelfasern aufweist, so wird die enorme Koordinationsaufgabe klar. Die intermuskuläre Koordination steuert das exakte Timing innerhalb einer Agonistenkette und kontrolliert die Muskeleinsätze zwischen den Agonisten und den Antagonisten.

Krafttraining beeinflußt sowohl das intramuskuläre als auch das intermuskuläre Koordinationssystem, wobei vor allem die Dosierung bzw. die Reizintensität und der Reizumfang, also die Anzahl der Übungswiederholungen, entscheidend sind. Kraftausdauertraining mit geringen Widerständen und einer hohen Wiederholungszahl trägt zur Automatisierung des geübten Bewegungsmusters bei. Außerdem werden insbesondere die intermuskulären Koordinationsprozesse verbessert.

Krafttraining mit hoher bis maximaler Belastung beeinflußt wesentlich die intramuskuläre Koordination. Die Fähigkeit schnell große Innervationsaktivitäten mobilisieren zu können und die rasche Rekrutierung von motorischen Einheiten sind die koordinativen Grundlagen zur Steigerung der Maximalkraft und der Schnellkraft.

Im rehabilitativen Bereich läßt sich Kraftausdauertraining gut mit den Behandlungszielen der Koordinationsschulung kombinieren. Ob der Einsatz von koordinativ-schulenden Spezialmethoden aus dem sportlichen Kraft- und Koordinationstraining auch in der Rehabilitation Anwendung finden kann, hängt vom Einzelfall ab. Die bulgarischen Gewichtheber setzten als erste sogenannte Einfach- oder Zweifachwiederholungen von bestimmten sportartspezifischen Übungen mit Maximallast ein, um über eine gesteigerte Rekrutierung und Innervation motorischer Einheiten die intramuskuläre Koordination zu verbessern. Die so erzielte Maximalkraftsteigerung liegt in erster Linie an der Koordinationsverbesserung im maximalen Leistungsbereich, denn die Reizdauer und der Reizumfang eines solchen Spezialtrainings ist zu gering, um zusätzliche Hypertrophien der Muskulatur zu erzielen. Ein Training der beschriebenen Art führt vielmehr zu einer Stabilisierung und Verbesserung der koordinativen Sicherheit in der Bewegungsausführung unter maximaler Belastung.

Kraft und Beweglichkeit

Nach der Einschätzung von Trainingswissenschaftlern beeinflussen die Zunahme oder die Abnahme der Kraft nicht die Beweglichkeit. In der einschlägigen Literatur wird nur betont, daß intensives Krafttraining mit Belastungsreizen, die zu einer Hypertrophie der Muskulatur führen, von konsequentem Beweglichkeitstraining begleitet werden muß.

Nach unserer praktischen Erfahrung in der Arbeit mit Sportlern müssen wir ergänzen, daß besonders Ausdauersport betreibende Aktive (Rennradfahren, Langstreckenlauf) nicht selten massive Flexibilitätseinschränkungen aufweisen. Nach intensiver muskulärer Beanspruchung kommt es in den Hauptarbeitsmuskeln und in deren Umgebung zu einer Erhöhung des Muskeltonus. Die Plastizität der Skelettmuskulatur trägt ebenso zu einer zeitweiligen Minderung der postaktiven Flexibilität bei, wie das von Arbeitsphysiologen festgestellte Anschwellen von stark belasteten Muskelfasern und der mit zunehmender Belastungsdauer verringerten Entkoppelungsfähigkeit der kontraktilen Aktin-Myosin-Filamente.

Diese Mechanismen führen zu einer verminderten Flexibilität, deren Ausprägung vom Trainingszustand, der Belastungsdauer und der -intensität abhängt. Normalerweise ist diese postaktive Beweglichkeitsreduzierung reversibel. Intensives Training im Leistungssport, nicht optimale Trainingsplangestaltung, individuelle Verlagerung zur Hypomobilität bzw. bereits bestehende Flexibilitätsdefizite können dazu beitragen, daß ein Teil der postaktiven Flexibilitätsminderung sich nach der Belastung wieder verliert, eine geringfügige Flexibilitätsreduzierung aber bestehen bleibt und sich manifestiert oder sich durch zu kurze Regenerationsphasen zwischen den Trainingseinheiten sogar verstärkt. Leider sind diese sogenannten Erschöpfungskontrakturen stark verbreitet und stellen einen Risikofaktor dar, der die Verletzungsanfälligkeit erhöht. Außerdem verhindern diese Beweglichkeitseinschränkungen die optimale Leistungsentfaltung.

Sogenannte Erschöpfungskontrakturen können auch im rehabilitativen Muskelaufbautraining auftreten. Atrophe Muskulatur hat eine geringere Belastungstoleranz als normotrophe Strukturen. Bei falscher Belastungsdosierung in Umfang oder Intensität greifen die Mechanismen wesentlich rascher, die bei trainierter Muskulatur erst nach längerer Trainingsdauer oder maximalen Belastungen zu der Flexibilitätsminderung führen. Eine entsprechende Strukturierung des rehabilitativen Krafttrainings kann durch die Belastungsdosierung, Pausenlänge und -gestaltung und den Belastungsumfang dieser Gefahr entgegenwirken.

Ein ganz anderes Problem stellen die Flexibilitätsminderungen nach Verletzungen, Operationen, Immobilisationen, bei knöchernen oder haltungsbedingten Fehlstellungen dar.

Die Durchführung von statischen Muskelübungen ist weitgehend unabhängig vom Grad der Flexibilität. Dynamisches Krafttraining wird dagegen erst ab einer gelenkabhängigen bestimmten Bewegungsamplitude optimal umgesetzt. Wird z. B. ein Bewegungsmuster aus der PNF-Methode zum Training der funktionellen Extensorenmuskelkette des Beines eingesetzt, so ist die Vollständigkeit der physiologischen Muskelschlingenfunktion erst gewährleistet, wenn die Beweglichkeit des Kniegelenkes mindestens 90 Winkelgrade beträgt und kein wesentliches Streckdefizit des Kniegelenkes besteht. Wenn das Kniegelenk diese Flexibilitätsausmaße nicht aufweist, wird der funktionelle Bewegungsablauf der Extensorenkette gehemmt und die optimale Umsetzung des dynamischen Muskelkrafttrainings der gesamten Muskelschlinge in Frage gestellt.

In der Anfangsphase muskulärer Rehabilitation ist oft lediglich statische Muskelarbeit angezeigt und erlaubt. In den späteren Zeitabschnitten muß aber durch den Einsatz dynamischer Kraftübungen die aktive Bewegungskontrolle wiederhergestellt werden. Um dieser Aufgabe des rehabilitativen Aufbautrainings gerecht zu werden, ist ein bestimmtes Maß an Beweglichkeit Voraussetzung. Durch entsprechende krankengymnastische Behandlungsmethoden können die Flexibilitätsdefizite im muskulären oder kapsulären-ligamentären Bereich behandelt werden. Neben Muskeldehntechniken sind hier die Maßnahmen der Manuellen Therapie, Querfriktionstechniken der Weichteile und natürlich auch Anwendungen aus der physikalischen Therapie indiziert.

Ob im rehabilitativen Bereich zunächst Flexibilitätsdefizite behandelt werden oder Stabilität über Muskeltraining priorisiert wird, hängt von den individuellen Gegebenheiten und den ärztlichen Behandlungsvorschriften ab.

Kraftzuwachs und Hypertrophie

Es existieren drei Zustandsformen der Muskulatur, die Atrophie, die Normotrophie und die Hypertrophie. Bei fließenden Übergängen ist insbesondere der Zustand normotropher Muskulatur schwierig zu definieren. Es fehlt an exakt umschriebenen Bezugsgrößen – zu unterschiedlich sind die Anforderungen und die Ausprägungen menschlicher Muskulatur.

Der Einfachheit halber definieren wir Normotrophie als den Entwicklungsgrad der Muskulatur eines Menschen, mit dem er seine normalen alltäglichen Belastungen absolviert. Atrophiert Muskulatur bestimmter Funktionsabschnitte, so ist dieser Mensch nicht mehr in der Lage die normale Alltagsbelastung ohne Einschränkung zu tolerieren. Belastungen von normaler Ausprägung werden überhaupt nicht oder nur mühsam bewältigt, die muskulären Kapazitäten reichen nicht aus, um Bewegungen und Gelenke statisch und dynamisch zu kontrollieren. Die Kennzeichen eines atrophen Muskels sind, neben dem reduzierten Muskelfaserquerschnitt, Veränderung der kontraktilen Eiweiße, Störungen im Bereich des Muskelstoffwechsels, aber auch Mängel im Rahmen der neuromuskulären Koordination.

Das primäre Anliegen von rehabilitativem Muskeltraining ist die Wiederherstellung der Normotrophie und der normalen Funktion der durch Unfälle, Operationen oder orthopädische Probleme und Krankheiten in Mitleidenschaft gezogenen Muskulatur.

In vielen Fällen ist aber darüber hinaus eine gezielte Hypertrophie einzelner Muskeln oder ganzer Muskelketten gefordert, um den individuellen Veränderungen gerecht zu werden. Einen besonderen Stellenwert hat in diesem Zusammenhang das Rehabilitationstraining Querschnittgelähmter und Amputierter, wenn Dysfunktion bzw. das Fehlen ganzer Körperteile kompensiert werden müssen.

An verschiedenen Stellen dieses Buches wurde bereits betont, daß muskuläres Aufbautraining sich nicht auf die Schaffung hypertropher, querschnittvergrößerter Muskulatur beschränkt. Rehabilitatives Krafttraining hat die Aufgabe, die metabolischen Prozesse innerhalb der Muskeln zu normalisieren und zu verbessern sowie die koordinativen Defizite zu beseitigen. Erst wenn der definierte Zustand der Normotrophie erreicht ist und die Funktionsfähigkeit von Muskelstoffwechsel – neuromuskulärer Koordination – Muskelquerschnitt wieder hergestellt ist, kann von einer gelungenen muskulären Rehabilitation gesprochen werden.

Bedauerlicherweise ist die Erreichung dieses Behandlungszieles sehr zeitaufwendig. Die Auswertung zahleicher medizinischer und arbeitsphysiologischer Untersuchungen ergab als Faustregel, daß zur Wiederherstellung des Ausgangsniveaus der Kraftverhältnisse selbst bei konsequentem Training etwa die 3 bis 4fache Zeit benötigt wird, die die betroffene Muskulatur immobilisiert oder außer normaler Funktion war.

Auch die Entwicklung hypertropher Muskulatur auf der Grundlage einer bestehenden Normotrophie beansprucht einen erheblichen Zeitaufwand. Gesunde Sportstudenten erreichten bei einer Trainingshäufigkeit von vier Trainingseinheiten pro Woche zwar schon nach zwei Wochen einen deutlichen Kraftzuwachs im Vergleich zu der Ausgangssituation, der aber in erster Linie auf den koordinativen Lerneffekt und erste Verbesserungen im Bereich der intra- und intermuskulären Koordination zurückzuführen war. Objektivierbare Veränderungen des Muskelstoffwechsels wurden frühestens nach der 6. bis 8. Woche notiert, eine nachweisbare Hypertrophie erst ab der 8. bis 10. Woche registriert.

Wird nach einer posttraumatischen Ruhigstellung von 6 Wochen zusätzlich Zeit benötigt, um die Flexibilitätsdefizite so weit zu beheben, daß ein effektives Muskelaufbautraining durchführbar ist, muß die für diese Phase der schwerpunktmäßigen Beweglichkeitsschulung notwendige Zeit zumindest zum Teil zu dem Immobilisationszeitraum hinzugerechnet werden. Nach einer Gesamtzeit von zum Beispiel 8 bis 9 Wochen Funktionslosigkeit bzw. stark eingeschränkter Funktion kann die Phase muskulärer Rehabilitation durchaus 6 Monate beanspruchen, ehe der normale Standard der Kraftqualitäten wieder erreicht ist. Voraussetzung ist aber in jedem Fall ein konzentriertes Krafttraining bei zumindest weitgehender Schmerzfreiheit und Belastungstoleranz der Gelenk- und Weichteilstrukturen.

Die Möglichkeit der Hypertrophie von Skelettmuskulatur ist unumstritten. Diskutiert wird über die Vorgänge, die zur Hypertrophie führen ebenso wie über die Wege möglichst rasch die Maximalkraft zu steigern.

In der Trainingswissenschaft werden zwei unterschiedliche Theorien angeboten, die beide den Anspruch erheben, den optimalen Reiz zur Entwicklung des Muskelquerschnittes zu führen. Trotz der offensichtlichen Widersprüchlichkeit bezüglich der Methodik wurden mit beiden Verfahrensweisen nachweisbare Hypertrophien und damit verbunden auch Maximalkraftverbesserungen erzielt. Eine Erklärung dieses Phänomens könnte die Vorstellung sein, daß der Skelettmuskel ab einem bestimmten Spannungszustand, unabhängig von der Dauer und der Anzahl der Kontraktionen, mit der gleichen Anpassung antwortet oder aber, daß zwei unterschiedliche physiologische Anpassungsvorgänge letztendlich zum gleichen meßbaren Resultat führen, nämlich zur Hypertrophie und Maximalkraftzunahme.

Zum einen existiert die Reizspannungstheorie, auf der die Methodik des statischen Muskeltrainings basiert. Die klassische Reizspannungstheorie geht von maximalen statischen Muskelkontraktionen aus.

Daneben gibt es die zeitlich etwas jüngere ATP(-Adenosintriphosphat)-Mangeltheorie. Der Begriff ATP-Mangel ist unglücklich gewählt, da neuere Untersuchungen belegen, daß selbst in völlig erschöpfter Muskulatur kein Mangel an ATP nachzuweisen ist. Das Prinzip dieser Theorie basiert auf der Wiederholung von submaximalen Krafteinsätzen, die eine Muskelspannung von 70 bis 95% der Maximalkraft erfordern sowie mit zügiger rhythmischer Bewegungsfrequenz dynamisch ausgeführt werden.

Die Bedeutung beider Verfahren für die Praxis des rehabilitativen Muskeltrainings wird in Kapitel III S. 65 und S. 68 dargestellt.

III. Praktische Verfahren des rehabilitativen Krafttrainings

Philosophie des muskulären Aufbautrainings in der Krankengymnastik und Rehabilitation

Bevor wir die praktische Methodik des rehabilitativen Krafttrainings erläutern, möchten wir einige grundsätzliche Gedanken zum muskulären Aufbautraining in der Krankengymnastik darstellen. Diese »Philosophie des rehabilitativen Aufbautrainings« ist die Grundlage des Behandlungskonzeptes, die Trainingsmethodik und die Auswahl der Übungen sind die Mittel und Wege dieses Konzept zu verwirklichen.

Funktionalität

Die Forderung nach Funktionalität ist in aller Munde. Jede Methode erhebt den Anspruch funktionell zu sein. Die Realisation der Forderung nach Funktionalität bedeutet für uns, daß die im Rahmen der Behandlung eingesetzte Methodik mit den für den Patienten ausgewählten Übungen eine sinnvolle funktionelle Synthese bildet. Die krankengymnastische Behandlung, wie auch spezielles muskuläres Aufbautraining, müssen sich möglichst nahe an den Realitäten des Alltagslebens des Patienten orientieren.

Eine Grundlage der Funktionalität ist die Auswahl der während der Behandlung oder des Eigentrainings angebotenen Übungen. Die Übungen müssen, sofern möglich, direkten Bezug zum Alltag des Patienten haben. In der Phase der Belastbarkeit nach einer Verletzung des Sprunggelenkes bei noch bestehenden muskulären und koordinativen Defiziten ist es wenig sinnvoll, den größten Teil der Behandlung auf der Therapiebank, der Patient in liegender Stellung, zu verbringen. Funktionalität in dieser Phase bedeutet, intensives muskuläres Training, nach Möglichkeit in einer druckarmen Ausgangstellung, wird kombiniert mit einem umfangreichen Training in belasteter Ausgangsstellung, wie es der Stand darstellt, mit dem die dynamischen und die statischen Funktionen der Funktionseinheit »Bein« praxisnah geübt werden.

Ein weitgehend schmerzarmer Patient mit einem chronischen Wirbelsäulenleiden, bei dem der augenblickliche Zustand der Schmerzarmut bzw. sogar Schmerzfreiheit stabilisiert werden soll und gleichzeitig die günstigen Umstände für ein realitätsbezogenes Koordinations- und Kräftigungsprogramm genutzt werden sollen, müßte ebenfalls Übungangebote in alltagsrelevanten Körperpositionen erhalten. Die Ausgangsstellungen Stand oder Sitz sind in einem solchen Fall vermutlich praxisnäher als die ohne Zweifel belastungsärmere Rücken- oder Bauchlage.

Zur Funktionalität der Behandlung zählt außerdem die Struktur der ausgewählten Übungen. Auch wenn in einigen Fällen nahezu isoliertes Training einzelner Muskeln oder kleinerer Teilabschnitte funktioneller Muskelketten indiziert ist, sollte das Prinzip der Komplexität den größeren Teil der Behandlung bestimmen. Das Problem liegt jedoch darin, daß manche krankengymnastischen Verfahren sich im Laufe der Zeit leider so entwickelt haben, daß neben vielem Positiven und überaus Funktionellem leider auch manches Realitätsfremde als unnötiger Ballast eines im Grunde funktionellen Verfahrens entstanden ist. Jedem Krankengymnasten sind Methoden und Übungsverfahren bekannt, an deren Umsetzung auf berufsspezifischen Fortbildungsseminaren selbst geschulte Krankengymnasten mit intakten Muskelverhältnissen und einigermaßen guten koordinativen Grundlagen scheitern. Zu aufwendig strukturierte Übungen mit zuvielen differenzierten Übungsaufträgen (»Gesäßmuskulatur anspannen, Handrücken hochziehen, Finger locker lassen, Kopf abheben, Fersen in den Boden stemmen, ruhig und entspannt atmen, usw., usw.«) überfordern den Patienten nicht selten in der Umsetzung der Übung und erschweren dem Therapeuten die Kontrolle dieser Umsetzung.

Im Rahmen der therapeutisch überwachten Behandlung sind durchaus auch koordinativ anspruchsvolle Übungen durchführbar, sind sogar unbedingt angezeigt, sofern sie realitätsbezogene Bewegungsabläufe verbessern. Ein körperlich schwer belasteter Zimmermann muß durch intensives, oft sehr zeitaufwendiges Koordinationstraining in die Lage versetzt werden, beim Anheben von schweren Lasten seine Wirbelsäule aktiv sicher zu stabilisieren um Fehlbelastungen zu vermeiden. Das Erlernen der koordinativen Kontrolle über die LBH-Region (LBH = Lenden-Becken-Hüftregion) ist für einen solchen Patienten Priorität, da die »grobe« Kraft meist vorhanden ist und lediglich richtig »kanalisiert« werden muß.

Insbesondere bei der Auswahl der Autostabilisations- und Automobilisationsübungen für das Eigentraining ohne therapeutische Kontrolle gilt aber der Grundsatz der Beschränkung auf das wirklich wichtige und vom Patienten fehlerfrei umsetzbare.

Objektivierbarkeit

Die Objektivierbarkeit der Effizienz von Krafttraining war in der Vergangenheit in der Krankengymnastik ein Problem. Auch heute ist während der frühen Rehabilitationsabschnitte, wie es zum Beispiel die Phase der Übungsstabilität darstellt, ein objektivierbares Muskelaufbautraining kaum möglich. In den für ein effizientes Aufbautraining relevanten Phasen der Belastbarkeit und der Beanspruchbarkeit ist durch den Einsatz moderner Trainingsmittel mit objektivierbarer und reproduzierbarer Reizsetzung diese Forderung erfüllbar. Die Objektivierbarkeit des Muskelaufbautrainings ist dann gegeben, wenn es gelingt, entsprechend der von der Trainingswissenschaft (die natürlich wesentlich durch die Erkenntnisse aus dem Sporttraining gesunder unverletzter Sportler geprägt ist) und der Arbeitsmedizin vorgegebenen Richtlinien die spezifischen Anforderungen der Krankengymnastik und der Rehabilitation zu modifizieren.

Die Effizienz des rehabilitativen Krafttrainings in der Behandlung orthopädischer und traumatisierter Patienten liegt darin, die krankengymnastische Behandlung, insbesondere im Bereich des Muskeltrainings, so zu gestalten, daß im Körper bzw. in der Muskulatur des Patienten echte Adaptationserscheinungen stattfinden, analog den Vorgängen, die durch den Begriff Training definiert werden.

Nach unserer Auffassung gehört das krankengymnastische Gedankengut »entrümpelt« von der Vorstellung, ohne eine solche Modifizierung der Trainingslehre und ihre praktische Umsetzung im Rahmen der Krankengymnastik sei optimales Behandeln möglich. Zumindest im Bereich der Unfallnachbehandlung und der orthopädischen Krankengymnastik werden die objektivierbaren Erfolge nur durch die Synthese von funktioneller Übungsauswahl und richtiger Trainingsmethodik ermöglicht.

Daß neben Trainingsmitteln mit objektivierbarer und reproduzierbarer Reizsetzung, wie es Gewichte, Zugapparate usw. sind, deren Widerstandsgrößen genormt und konstant sind, sich im Zeitalter der elektronischen Datenverarbeitung auch in der Krankengymnastik computergestützte Behandlungshilfen durchsetzen, war zu erwarten und wird nicht zu unterbinden sein.

Komplexität

Die Forderung einer komplexen krankengymnastischen Übungsauswahl im Sinne der physiologischen Muskelketten wurde bereits als wesentlicher Bestandteil der Behandlungsfunktionalität angeführt.

Unsere Vorstellung von Komplexität bezieht sich zusätzlich auf die komplexe Verknüpfung der Entwicklung aller motorischen bzw. konditionellen

50

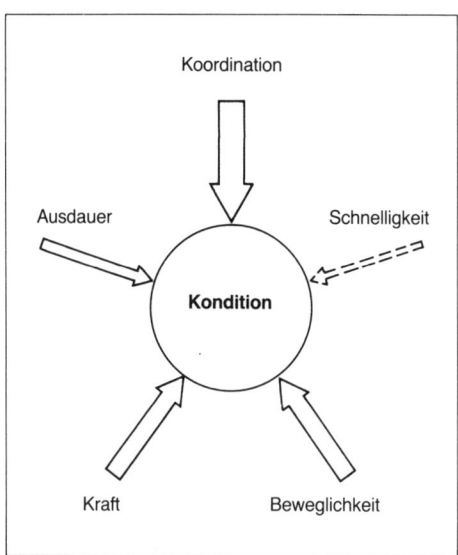

Abb. 9: Die konditionellen Grundeigenschaften und ihre Bedeutung für die Kondition orthopädischer und unfallverletzter Patienten. Die primäre konditionelle Grundeigenschaft ist die Koordination. Die Relevanz von Kraft und Beweglichkeit hängt vom Einzelfall und der aktuellen Entwicklungsstufe des Patienten ab. Die (kardiopulmonale) Ausdauer wird erst am Ende der Rehabilitation gezielt geübt. Die Entwicklung der Schnelligkeit ist im Rahmen der krankengymnastischen Rehabilitation ohne Bedeutung.

Aus:»Sportphysiotherapie und Rehabilitation« (Einsingbach/Klümper/Biedermann), Thieme Verlag, 1988.

Grundeigenschaften. Die Komplexität der krankengymnastischen Behandlung und des rehabilitativen Aufbautrainings wird durch die Synthese der Behandlungsinhalte gewährleistet, die die Koordination, die Kraft, die Beweglichkeit und die Ausdauer verbessern (Abb. 9).

Rehabilitatives Aufbautraining läßt sich nicht von der Entwicklung insbesondere der koordinativen Fähigkeiten und der Beweglichkeit trennen. Die Verbesserung der statischen und der dynamischen Kraftqualitäten wird zu bedeutenden Anteilen über die Verbesserung der Koordination angestrebt. Richtiges Koordinationstraining gekoppelt mit Flexibilitätsschulung ist eine wichtige Säule des rehabilitativen Krafttrainings. Mit der praktischen Umsetzung dieses Anspruchs unterscheidet sich rehabilitatives Aufbautraining mitunter erheblich von der Philosophie und vor allem von den Realitäten des sportlichen Krafttrainings.

51

Stabilisation durch Koordinationstraining

Einer der Hauptaspekte des rehabilitativen Aufbautrainings ist die Verbesserung der koordinativen Leistungsfähigkeit. Wird Koordinationstraining vom Patienten richtig umgesetzt, kommt es schon nach kurzer Zeit über den koordinativen Lerneffekt zu meßbaren Veränderungen der Maximalkraft- und der Kraftausdauerqualitäten. Auch im Schnellkraftbereich ist die koordinative Kontrolle der ausgeführten Bewegung die Grundlage.

Zu Beginn eines jeden Krafttrainings, sei es im Sport oder im Rahmen der Krankengymnastik, müssen die ausgewählten Bewegungsabläufe koordinativ eingeübt werden. Insbesondere krankengymnastische Spezialübungen erfordern oft ein hohes Maß an koordinativer Kontrolle. Selbst relativ einfach strukturierte Übungen wie die »Step-up-Übung«, die die gesamte Extensorenkette der unteren Extremität anspricht, werden nicht selten vom Patienten anfangs nur unter ständiger therapeutischer Kontrolle einigermaßen korrekt ausgeführt (Abb. 10).

Die besondere Lage nach Verletzungen oder Operationen, gekennzeichnet durch Defizite im Bereich der Beweglichkeit, zum Teil eklatante Muskelschwächen, mitunter Schmerzen, Angst und Unsicherheit indiziert behutsames Vorgehen. Die Auswahl der Übungen, die Belastungsdauer, die Pausendauer und -gestaltung muß individuell abgestimmt sein, so daß an dieser Stelle generelle Hinweise nicht einfach sind. Die Qualität des Therapeuten mißt sich

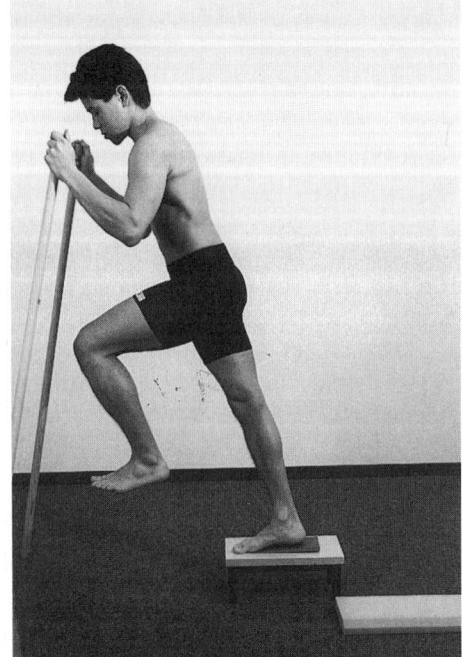

Abb. 10: Die »Step-up«-Übung trainiert die gesamte Extensorenkette des Beines.

auch an seiner Fähigkeit schnell und flexibel auf die Probleme zu reagieren, die sich während des Koordinationstrainings ergeben. Es müssen alle erdenklichen Hilfen gegeben werden, der Weg eine bestimmte Übung mit dem Patienten koordinativ einzuüben muß variabel sein, es müssen Bewegungen analysiert werden und gegebenenfalls auch zunächst erst Ausschnitte des Gesamtmusters eingeübt werden, um dann durch Zusammenfügen mehrerer koordinativ kontrollierbarer Teilübungen den angestrebten Behandlungsinhalt zu verwirklichen.

Bewegungsfertigkeiten, die vor einer Verletzung oder einer Operation bereits bekannt oder sogar koordinativ beherrscht wurden, sind in der Rehabilitation sehr viel schneller und einfacher wiederzuerlernen, als Bewegungsmuster, die dem Patienten absolut unbekannt sind. Ein leidenschaftlicher Schwimmer wird das Rückenschwimmen nicht deshalb verlernen, weil er verletzungsbedingt ein halbes Jahr nicht hat schwimmen dürfen. Andererseits wissen wir aus der krankengymnastischen Praxis, daß schon wenige Wochen Immobilisation nach einer Knieoperation zu größten Problemen in der postoperativen Gangschule führen können, selbst wenn keine bedeutenden Defizite im Beweglichkeits- und Kraftbereich vorliegen. Ein fehlerhaftes Gangbild, das sich auf Grund einer deutlichen Streckhemmung im Kniegelenk entwickelt hat, ist oft auch nach Beseitigung dieser Streckhemmung vom Patienten nur unter großer Konzentration koordinativ beherrschbar, zu stabil sitzt der automatisierte unphysiologische Bewegungsablauf im subkortikalen Bereich.

Dennoch stellen die Beseitigungen dieser koordinativen Probleme in der Regel kleinere Schwierigkeiten dar, als die koordinative Schulung von neuen, unbekannten Bewegungsmustern. In diesen Fällen hat die Krankengymnastik das Problem, gegen einen nicht selten hartnäckig stabilen Automatismus einer falschen Bewegungsvorstellung ankämpfen zu müssen. Das klassische Beispiel ist die Koordinationsschulung mit Patienten mit chronischen Wirbelsäulenleiden, deren Bewegungsausführung und -kontrolle zum Beispiel beim Bücken oder beim Sitzen absolut unphysiologisch sind und zur Fehlbelastung und damit zum chronischen Bild der Krankheit maßgeblich beitragen. Selbst unter günstigen Rahmenbedingungen (Schmerzfreiheit, Kooperationsbereitschaft des Patienten) muß zunächst das oft über Jahre und Jahrzehnte automatisierte falsche Bewegungsmuster eliminiert werden, damit dann das neue funktionelle Bewegungsmuster koordinativ stabilisiert werden kann.

Jetzt stellt sich natürlich die Frage nach der Methodik des Koordinationstrainings. Die Auswahl der Übungen hängt von den individuellen Anforderungen ab. Einige Beispiele sind in den Bildserien angegeben, die keinen Anspruch auf Vollständigkeit haben.

Die Hinführung des Patienten zu einem neuen Bewegungsmuster, das

Vertrautmachen mit unbekannten Bewegungssequenzen ist trainingsmethodisch kaum zu beschreiben. Zu unterschiedlich sind die Anforderungen und die Voraussetzungen im Einzelfall.

Neben den klassischen Varianten »Vormachen« und »Erklären« gibt es in der Krankengymnastik bestimmte Methoden, dem Patienten neue, unbekannte Bewegungsvorstellungen zu vermitteln, bzw. ihm beim Umsetzen von noch nicht koordinativ beherrschten Bewegungsabläufen zu helfen.

Den Krankengymnasten ist aus der PNF-Methode die Technik der rhythmischen Initiierung, auch »Pumping up« genannt, geläufig. Mit Hilfe dieser Technik lernt der Patient mit manueller Assistenz durch den Therapeuten ein neues Bewegungsmuster kennen. Zunächst bewegt der Therapeut die Extremität bzw. den Körperteil des Patienten in der gewünschten Weise. Der Patient bleibt anfangs passiv und spürt die Bewegung nach. Sukzessiv wird nach Aufforderung durch den Therapeuten der aktive Eigenanteil des Patienten an der Bewegungsausführung gesteigert, bis sich das zu Beginn passive rhythmische Initiieren zu einer aktiven Übung mit manueller Führung durch den Therapeuten entwickelt. Die Reizintensität der Technik des Pumping up bleibt auf jeden Fall unterhalb der 30%-Marke der Maximalkraft. Die rhythmische Initiierung stellt die wesentliche Technik des Einübens unbekannter Bewegungsabläufe durch die manuelle Leistung eines Therapeuten dar. In der Phase des passiven Bewegens nehmen die Rezeptoren der Muskelspindeln und der Gelenkkapsel den Ablauf der Bewegung wahr, das Lageempfinden registriert die Gelenkwinkelstellungen und die Lage der Bewegungshebel im Raum. Die aktive Bewegungsausführung gegen den Führungswiderstand des Therapeuten läßt immer noch korrigierende Eingriffe und Stimulierung zu, falls bestimmte Sequenzen der Gesamtbewegung noch nicht zufriedenstellend ausgeführt werden. In der praktischen Durchführung der rhythmischen Initiierung muß besonders auf die ausschließlich konzentrische Muskelarbeitsweise der beteiligten Muskulatur geachtet werden. Außerdem ist es ratsam zunächst lediglich ein Bewegungsmuster zu üben. Die Rückführung in die entsprechende Ausgangsstellung erfolgt auf jeden Fall passiv. Gelingt es dem Therapeuten nicht, beim Pumping up das exentrische Rückführen der Bewegungshebel in die Ausgangsstellung zu vermeiden oder unterbindet er nicht das oft unbewußte Arbeiten der antagonistischen Muskelkette, so wird die Bahnung der therapeutisch gewünschten Bewegung behindert.

Bei vorwiegend statisch arbeitenden Muskeln, insbesondere im Bereich des Rumpfes, bei therapeutisch nicht immer leicht zu kontrollierenden Bewegungshebeln, wie es das Becken, die Wirbelsäule, die Schulterblätter oder der Kopf sind, oder in Körperregionen, die koordinativ schwer zugänglich sind, weil die diesen Körperabschnitten zugeordnete Repräsentation auf dem Gyrus praecentralis sehr gering ist, ist im Rahmen der initialen Koordinationsschulung die Technik der statistischen Einstellung eine Alternative zum dynamischen Pumping up. Bei der statischen Einstellung wird der Bewegungshebel als Zielobjekt vom Therapeuten in der gewünschten (End-)Stellung eingestellt. Anschließend wird der Patient aufgefordert, diese Position aktiv zu halten bzw. zu stabilisieren. In diesem Fall kann der manuelle Widerstand des Therapeuten bis nahe der Maximalkraft gesteigert werden. Die mentale Konzentration des Patienten auf die statisch stabilisierte Gelenkstellung und die neurophysiologisch erwiesene erhöhte Frequenzierung und Rekrutierung der motorischen Kapazitäten der Agonisten stellen die Grundlage für eine erfolgreiche Bahnung der gewünschten Bewegung dar. Unsere praktischen Erfahrungen zeigen zudem, daß im Anschluß an eine derartige statische Einstellung auch die dynamische Bewegungsausführung deutlich verbessert ist. Bei erfahrungsgemäß schwierig zu bahnenden Beckenmustern aus dem PNF-Programm reichen in der Regel selbst in hartnäckigen Fällen einige wenige statische Einstellungen der angestrebten Endstellung aus, um im direkten Anschluß mit dynamischer Muskelarbeit den geplanten Bewegungsweg auszuführen.

Eine unterstützende Rolle spielen koordinative Hilfen wie beispielsweise das Tapping, eine Klopf- oder Streichtechnik auf der Hautregion über den zu stimulierenden agonistischen Muskeln. Dieses Verfahren ist im Bereich dynamisch agierender Muskeln, wie der M. quadriceps, recht wirkungsvoll. Bei nachlassender Kraft und Konzentration kann durch kurzes Tapping der vorderen Oberschenkelfläche eine zusätzliche Stimulation der Knieextensoren bewirkt werden.

Im Bereich optisch nicht oder nur schlecht wahrnehmbarer Körperabschnitte sind ähnliche Berührungshilfen angezeigt, um die sichere koordinative Bewegungsausführung zu gewährleisten. Ist ein Patient beispielsweise nicht in der Lage seine (Brust-)Wirbelsäule während einer in der Vertikalen ausgeführten Übung dauerhaft zu stabilisieren, so kann der Therapeut durch punktuelle oder flächige Berührung des betroffenen Abschnittes der Wirbelsäule lokal Zusatzstimulationen setzen, die zu einer deutlich verbesserten technischen Ausführung der Übung führen.

Der Weg, über die Analyse einer komplexen Übung in ihre Einzelsequenzen zu einer rascheren Umsetzung der Gesamtübung zu gelangen, ist eine weitere Möglichkeit. Über die Zerlegung komplizierter Bewegungsmuster, wie es zum Beispiel das korrekte Anheben einer schweren Last darstellt, kann der Patient schrittweise zu der komplexen Ausführung des vollständigen Bewegungsmusters herangeführt werden. In unserem Beispiel wird nach Erlernung der koordinativen Bewegungskontrolle der LBH-Region in Rückenlage oder im Sitz versucht, diese Fertigkeit in den Stand zu übertragen, wobei zunächst

Stabilisationshilfen gegeben werden, die nach und nach abgebaut werden. Die zusätzliche Erschwernis durch Gewichte oder besondere Zusatzaufgaben (»Rumpfmobilität bei stabilisierter LWS«) ist als Weiterführung des Koordinationstrainings möglich (Abb. 11 und 12).

Ist der Patient mit Hilfe des Therapeuten in der Lage ein Bewegungsmuster zumindest ein- oder zweimal nahezu fehlerfrei auszuführen, kann mit dem Koordinationstraining begonnen werden. Unter Koordinationstraining verstehen wir in diesem Fall die Trainingsmethodik, die zu der Ausbildung eines stabilen Automatismus führen soll. Die unter großer Konzentration mit erheblicher therapeutischer Unterstützung ausgeführte Bewegung stellt noch lange keinen stabilen Automatismus dar, mit dem der Patient während des Alltags oder im Sport dauerhaft korrekte Bewegungen reproduzieren kann, um damit Fehlbelastungen vorzubeugen.

Dieses Koordinationstraining wird im wesentlichen durch die Höhe des Widerstandes, die Häufigkeit der Übungswiederholungen und durch die Pausendauer und -gestaltung bestimmt.

Die Reizintensität ist abhängig von der Anzahl der Übungswiederholungen. Je mehr Wiederholungen des entsprechenden Bewegungsmusters ange-

Abb. 11 und 12: Über einen Lagerungsblock wird dem Patienten zunächst eine Stabilisationshilfe gewährt, die bei ausreichender Koordination entfernt wird.

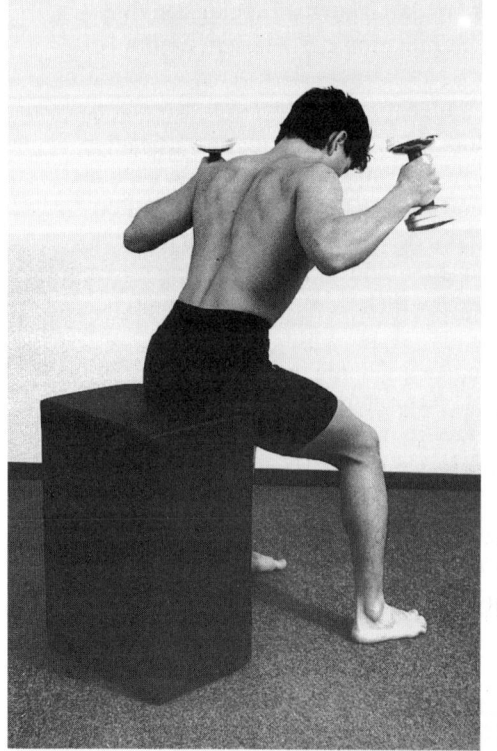
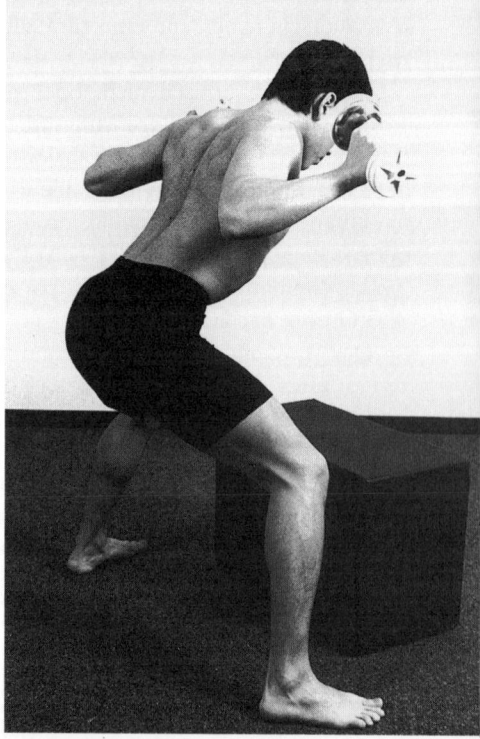

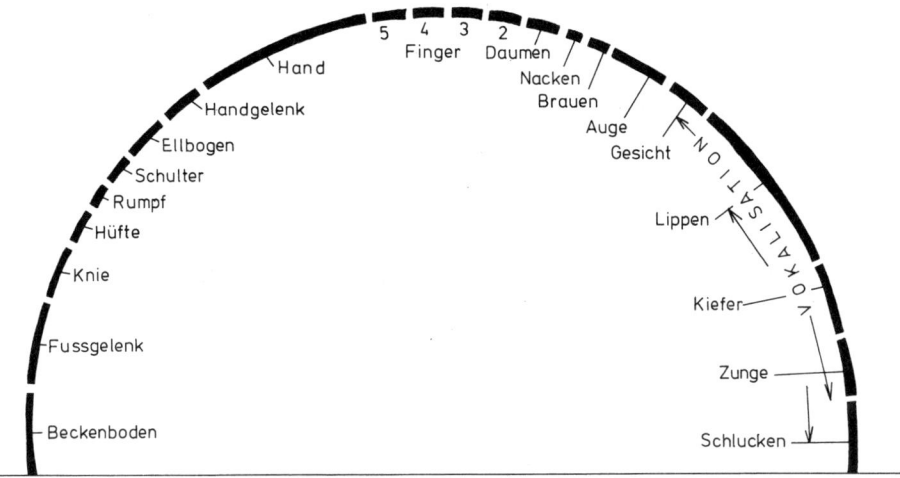

Abb. 13: Die motorische Repräsentation des Gyrus praecentralis.

setzt sind, desto geringer wird die Reizintensität, also die Höhe des Widerstandes sein, gegen den geübt wird. Koordinationstraining soll zur Bahnung und Automatisation von Bewegungsmustern führen. Deshalb sind Reizintensitäten, die den lokalen Muskelstoffwechsel zu stark beanspruchen und erhebliche Laktatmengen produzieren, nicht angebracht. Unsere Empfehlungen gehen in die Richtung, daß Koordinationstraining im rehabilitativen Bereich im Regelfall im aeroben-alaktaziden Bereich absolviert wird. Dieser Belastungsbereich ist an Reizintensitäten bzw. Widerständen unterhalb von 30% der Maximalkraft gebunden. Diese Belastungsintensität gewährleistet aerobes, laktatfreies Üben, und damit ist eine hohe Anzahl von Übungswiederholungen möglich.

Eine hohe Anzahl von Übungsrepetitionen ist notwendig, damit die Vorgänge der Fazilitation und Automatisierung der Bewegungsabläufe tatsächlich stattfinden. Es ist unmöglich genaue Angaben über die Anzahl der benötigten Bewegungswiederholungen zu machen, die notwendig sind, um einen stabilen Automatismus des geübten Bewegungsablaufes zu produzieren.

Je weniger Repräsentation im Bereich des Gyrus praecentialis für die Muskulatur der beanspruchten Region vorhanden ist (Abb. 13), desto zeitintensiver wird sich das Koordinationstraining gestalten. Eine Studie, mit gesunden Sportstudenten durchgeführt, gibt einen ungefähren Fingerzeig, unter welchem Zeitaspekt rehabilitatives Koordinationstraining zu sehen ist. In der erwähnten Untersuchung absolvierten mehrere Gruppen von Probanden ein spezifisches Bewegungsmuster der Hand täglich über 6 Wochen unterschiedlich oft. Die Gruppe mit 150 Repetitionen pro Tag wies in der Abschlußuntersuchung die größten Zuwachsraten bezüglich der koordinativen Verbesserung auf. Mit Hilfe elektromyographischer Untersuchungen wurde der Grad der motorischen Frequenzierung und Rekrutierung zu Beginn der 6wöchigen Testperiode und nach Beendigung festgestellt. Optimales Koordinationstraining läßt die Anzahl der benötigten motorischen Einheiten und deren Frequenzierung sinken, sofern die Rahmenbedingungen des Tests vor und nach der Untersuchungsperiode identisch sind. Die Gruppe mit 150 Übungswiederholungen wies mit einer Reduzierung von bis zu 40% zum Ausgangswert die besten Resultate auf. Mehr als 150 Wiederholungen des Handmusters brachten keine besseren Ergebnisse.

Ältere Patienten, Motivationshemmungen, Schmerzen, irreversible Operations- und Verletzungsfolgen und nicht zuletzt die Arbeit in koordinativ schlecht zugänglichen Regionen lassen den Schluß zu, daß im Rahmen des krankengymnastischen Koordinationstrainings weitaus häufigere Wiederholungen einer Übung notwendig sind, um gleiche oder ähnliche Erfolge zu erzielen.

Eine Sonderrolle spielt das Koordinationstraining, das Maximallasten einsetzt. Diese besondere Variante stammt aus dem sportlichen Bereich, wo es zum Beispiel im Gewichtheben notwendig ist, technisch und koordinativ korrekt maximale Gewichtslasten zur Hochstrecke zu bringen. Das beschriebene klassische Koordinationstraining zur Bahnung und Automatisation von Bewegungsabläufen ist hier nicht mehr ausreichend.

Die Praxis dieser Spezialmethode gestaltet sich so, daß der Athlet im Training Belastungen, die um die 100% seiner Maximalkraft fordern, in Serien zu einer oder höchstens zwei Wiederholungen sportartspezifisch absolviert. Die Pausen zwischen den Repetitionen werden bis zur vollständigen Erholung ausgedehnt. Dieses Training hat das Ziel die koordinative Qualität der Wettkampfübung zu verbessern, wobei natürlich letztendlich höhere Wettkampfresultate und eine bessere Maximalkraft erreicht werden. Diese meßbaren Veränderungen im Maximalkraftbereich resultieren jedoch aus einer koordinativen Verbesserung. Der geringe Belastungsumfang und die kurze Belastungsdauer führen nicht zu den typischen Adaptationserscheinungen, die das klassische Maximalkrafttraining kennzeichnen.

Die Form des Koordinationstrainings im maximalen Leistungsbereich hat sich in zahlreichen Sportarten durchgesetzt. Kugelstoßer trainieren mit Kugeln, die schwerer sind als die im Wettkampf eingesetzten, Läufer führen sogenannte Berg-ab-Läufe durch, um durch die gefällebedingte höhere Bewegungsfrequenz ihr koordinatives Niveau zu verbessern.

Ist diese sportspezifische Trainingsmethodik in der Krankengymnastik relevant? Nach unseren praktischen Erfahrungen sind Koordinationsübungen im individuellen Maximalkraftbereich auch im rehabilitativen Sektor wichtig, wenn der Alltag des Patienten hohe körperliche Belastungen beinhaltet. Ein junger Heizungsmonteur mit dem Verdacht auf einen Bandscheibenschaden erklärte, daß Gewichtsbelastungen von 100 kg im Rahmen seiner beruflichen Aufgaben alltäglich sind. Natürlich müssen die koordinativen Grundlagen der korrekten Hebe- und Tragetechnik schwerer Lasten zuerst entsprechend der klassischen Methode des Koordinationstrainings durchgeführt werden. Auf der Grundlage eines weitgehend stabilen Automatismus ist in unserem Beispiel die weiterführende Koordinationsverbesserung unter Einbeziehung maximaler Belastungen therapeutisch sinnvoll und notwendig.

Kraftverbesserung durch Muskeldehnung

In dem Kapitel »Kraft und Beweglichkeit« wurde bereits beschrieben, daß die Gelenkbeweglichkeit und die Flexibilität der Muskulatur eine Voraussetzung für die Durchführung von Krafttraining sind. Insbesondere dynamische Übungen bedingen bestimmte Bewegungsamplituden, damit sämtliche Funktionseinheiten der Muskelkette optimal angesprochen werden und ihre Wirkung voll entfalten können. Jedes Flexibilitätsdefizit verringert auch die Leistung der konditionellen Grundeigenschaft Kraft. Möchte ein Mensch eine schwere Last anheben, so wird er bei bestehenden Verkürzungen im Bereich der ischiokruralen Muskulatur die Last nur mühsam heben können und zusätzlich seiner Wirbelsäule vermeidbaren Streß zumuten. Auf Grund der Flexibilitätsreduzierung der Beinmuskulatur ist es in diesem Beispiel nicht möglich die funktionelle Körperstellung, die zum Anheben einer Last notwendig ist, einzunehmen, was zusätzlich zu dem Risiko der Fehlbelastung und zu einer nicht optimalen Kraftentfaltung führt (Abb. 14).

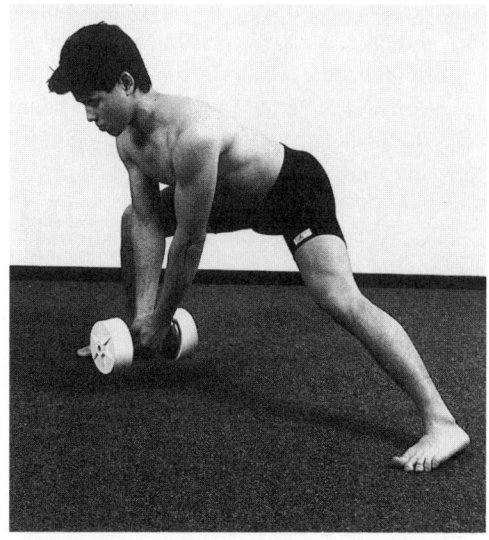

Abb. 14: Die Gewichtsverlagerung mit Gewicht setzt eine ausreichende Flexibilität im Becken-Bein-Bereich voraus.

Die analog zur »Easy-standing-position« existierende »Easy-sitting-position«, bei der sich passiv in den Kapsel-Band-Apparat der Wirbelsäule gehängt wird, das Gewicht des Rumpfes hinter den Sitzbeinhöckern liegt und damit die passive kyphosierte Sitzhaltung manifestiert wird, ist natürlich in erster Linie koordinativ-kraftmäßig zu erklären. Muskelverkürzungen im Bereich der Bauch- und Brustmuskulatur tragen oft zum latenten Erscheinungsbild bei. Koordinationsschulung, im Verbund mit Muskeldehnung, kann in diesem Beispiel durchaus zu einer ersten qualitativen Verbesserung der Körperhaltung führen, wobei die Flexibilitätszunahme der vorher verkürzten Strukturen zu einer erheblich besseren Kraftentfaltung der natürlich immer noch unterentwickelten Extensions- und Aufrichtemuskulatur beiträgt.

Diese Beispiele belegen unsere These, daß schon die Beseitigung von Flexibilitätsdefiziten zu einer besseren Entfaltung der muskulären Leistung und damit zu einer Kraftzunahme führt. Dieser Kraftzuwachs ist allerdings kein Resultat von spezifischen Kräftigungsübungen. Vielmehr ist der Zugewinn an Kraft durch die Elimination von den Faktoren zu erklären, die vorher zu einer verminderten Umsetzung der vorhandenen Kraft beigetragen haben.

Wir haben bewußt zwei Beispiele aus dem nachvollziehbaren Arbeitsfeld der Krankengymnastik ausgewählt. Aus dem Bereich des Sportes könnten wir unzählige weitere Beispiele anfügen, wo mangelhafte Flexibilität die Umsetzung mühsam macht und mit unerhört hohem Aufwand angeeigneter Kraft behindert. Diese auch im Spitzensport häufig anzutreffenden massiven Beweglichkeitsmängel lassen uns zu der These kommen:»Beweglichkeitstraining ist eine Form von Krafttraining«.

Techniken der Manuellen Therapie, lokale Weichteilbehandlung mit Querfriktionen, statische Muskeldehnungen, die Dehnmethode der CHRS-Technik (CHRS = Contract-Hold-Relax-Stretch) sowie die nicht zu unterschätzenden passiven Anwendungen der physikalischen Therapie sind bekannte Verfahren, die an dieser Stelle nicht näher erläutert werden.

Eine spezielle Methode, die in der praktischen Arbeit mit Sportlern entwickelt wurde, aber auch im Bereich der Krankengymnastik und Rehabilitation sehr nützlich ist, möchten wir dagegen vorstellen. Wir bezeichnen dieses Verfahren als »dynamische Dehntechnik«, wobei es eine weitgehend passive und eine in erster Linie aktive Variante gibt. Dynamische Dehnungen sind weiche, rhythmische Bewegungen, die nach vorangegangener statischer Dehnung langsam nahe der Toleranzgrenze der Dehnungsverträglichkeit ausgeführt werden. Die dynamische Dehnung ist in keiner Weise mit den bekannten federnden Dehnungen (»ballistics«) zu vergleichen.

Zur Verdeutlichung des Verfahrens ein kleines Zahlenspiel: setzt man die maximal mögliche Dehnfähigkeit mit 100% an, so werden die dynamischen

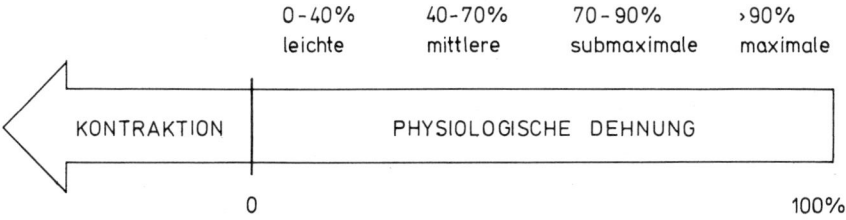

Abb. 15: Methode der dynamischen Dehnung.

Dehnungen im mittleren bis submaximalen Dehnbereich von 50 bis annähernd 100% dynamisch, d. h. mit zu- und abnehmender Dehnintensität, ausgeführt. Die dynamischen Dehnübungen können in passiver Form, durch Einsatz eines Fremdgewichts, in Partnerform oder durch die Schwerkraft des eigenen Körpers gestaltet sein, oder sie können als aktive Dehnungen durch die antagonistische Muskelarbeit der zu dehnenden Muskulatur durchgeführt werden.

Dynamische Dehnungen haben das Ziel, den durch statische Vordehnung vergrößerten Bewegungsspielraum aktiv dynamisch zu kontrollieren und zu sichern. Dynamische Dehnungen sind im Grunde funktioneller als rein statische Dehnübungen, da in der Praxis der gedehnte Muskel ständig auf auxotone dynamische Kontraktionen der Agonisten reagieren muß.

Am Prinzip der dynamischen Dehnungen läßt sich leicht erkennen, daß bei guter Beweglichkeit Kraft eingespart werden kann. Je besser die Flexibilität, desto weniger Kraft wird von den agonistisch arbeitenden Muskeln benötigt, um gegen die passiven Elastizitätskräfte der Antagonisten zu wirken (Abb. 15).

Ein anderes Problem stellen die bereits erwähnten Erschöpfungskontrakturen dar. Im sportlichen Training recht häufig, tritt dieses Phänomen im Rahmen des rehabilitativen Krafttrainings aber mitunter ebenfalls auf. Intensives Krafttraining auf einem Belastungsniveau, was in den Rehabilitationsphasen der Belastbarkeit und Beanspruchbarkeit durchaus üblich und indiziert ist, führt zu einer zeitweiligen reversiblen Verringerung der Muskeldehnfähigkeit. Wird dieser postaktiven Flexibilitätsreduzierung nicht entgegengewirkt, kann es zu anfänglich nicht bewußt registrierten sogenannten Erschöpfungskontrakturen kommen, die, sofern sie sich manifestieren, zu bleibenden Beweglichkeitseinschränkungen führen. Einige gezielte Dehnungsübungen für die hauptsächlich beanspruchte Muskulatur sollten deshalb ein intensives Muskelaufbautraining beschließen.

Ermittlung der individuellen Maximalkraft

Eines der Hauptprobleme im rehabilitativen Krafttraining besteht in der Ermittlung der jeweils adäquaten Reizintensität, d. h. der Höhe des Widerstandes gegen den geübt wird. Die Zielsetzung des Muskelaufbautrainings bestimmt die Reizintensität. Ob ein Training vorrangig die Kraftausdauer entwikkelt oder eher zu einer Verbesserung der Maximalkraft und zu einer Hypertrophie führt, hängt in erster Linie von der Höhe des Widerstandes ab, gegen den gearbeitet wird. Die Widerstandsgröße beeinflußt maßgeblich andere wichtige Reizparameter: die Zahl der möglichen Wiederholungen einer Übung, die benötigte Pausendauer, das Verhältnis von Pause zu Belastung (Reizdichte) und schließlich den Gesamtumfang eines Trainings.

In der Trainingspraxis orientiert sich die Reizintensität an der individuellen Maximalkraft des Rehabilitanden. Die Maximalkraft wird als die bei einer maximalen statischen Muskelkontraktion gegen einen unüberwindlichen Widerstand einsetzbare Kraft definiert.

Der individuelle Maximalkraftwert eines Rehabilitanden wird normalerweise durch einen Maximalkrafttest ermittelt. Wird dieser Test analog der genannten Definition durchgeführt, ergibt sich der statische Maximalkraftwert. Beim Test der Kraft der Kniestreckmuskulatur extendiert der Patient zum Beispiel aus der 45-Winkelgradstellung gegen einen unüberwindlichen Widerstand. Wird der Widerstand durch Geräte oder Kraftmaschinen mit objektivierbaren und reproduzierbaren Widerständen gegeben, ist die Ermittlung des vom Rehabilitanden erzielten Maximalkraftwertes einfach. Bei manuell ermittelten Maximalkraftwerten hängt es beim anschließenden Behandeln entscheidend von der Fähigkeit des Therapeuten ab, den manuell»gespürten« Maximalkraftwert so zu modifizieren, daß das angestrebte Behandlungsziel, z. B. Kraftausdauer oder Maximalkraft, durch entsprechende Widerstandsgrößen erreicht wird. Die Probleme im Muskelaufbautraining unter Einsatz von therapeutischen manuell gesetzten Widerständen liegen auf der Hand. Manuell ermittelte Maximalkraftwerte unterliegen dem subjektiven Gefühl des Therapeuten, der außerdem während der Trainingsdurchführung kaum in der Lage ist konstante und reproduzierbare Widerstände anzubieten.

Effektive Maximalkraftteste sind deshalb ausschließlich unter Verwendung von Geräten und Kraftmaschinen möglich. Die eingangs erwähnte Definition bezieht sich auf die statische Maximalkraft. Der bei einem statischen Maximalkrafttest erzielte Kraftwert bezieht sich immer nur auf die getestete Gelenkwinkelposition. Der statische Maximalkrafttest in unserem Beispiel bedeutet demnach, daß der Rehabilitand lediglich in der 45-Winkelgradstellung des Kniegelenkes den erzielten Kraftwert aufweist. Rückschlüsse auf weitere

Winkeleinstellungen, z. B. 90 Grad oder 20 Grad und auf die Kraftverhältnisse bei Dynamik, läßt diese Art des Verfahrens nicht oder nur sehr bedingt zu. In der Arbeit mit Unfallverletzten oder degenerativ geschädigten Patienten gibt es nicht selten den Fall, daß zum Beispiel durch bestimmte degenerative Prozesse oder durch Schmerzgeschehen Krafteinbrüche innerhalb eines eng definierten Bewegungsabschnittes vorhanden sind. Diese Krafteinbrüche werden durch rein statische Maximalkrafttteste oft nicht erkannt. Aus Gründen der Funktionalität empfehlen wir deshalb in der Regel dynamische Maximalkraftteste über möglichst große Bewegungsabschnitte, evtl. sogar über die gesamte Bewegungsbahn.

Der klassische dynamische Maximalkrafttest sieht eine Wiederholung einer bestimmten Übung mit maximaler dynamischer Muskelarbeit vor. Der so ermittelte Kraftwert stellt dann den dynamischen 100%-Maximalkraftwert bezogen auf die getestete Übung dar. Jedem in der Krankengymnastik oder Rehabilitation Tätigen ist klar, daß auch dieses Testverfahren sich in der Praxis nicht in jedem Fall durchführen läßt. Die Grundlage eines dynamischen Maximalkrafttestes ist die koordinative Beherrschung der entsprechenden Übung durch den Rehabilitanden. Außerdem muß die volle Belastbarkeit der eingesetzten passiven und aktiven Strukturen gegeben sein. Läßt sich ein solcher dynamischer Maximalkrafttest durchführen, so stellt der erzielte 100%-Wert eine optimale Rechengrundlage für die Festlegung anderer Reizintensitäten bzw. Widerstandshöhen dar. Daß sich durch Training die individuelle Maximalkraft ständig verändert, sollte bekannt sein, so daß in bestimmten Zeitabständen neue Maximalkraftteste die Kraftwerte aktualisieren müssen.

Ein anderer Weg, zu einer Rechnungsgrundlage zur Ermittlung der Reizintensitäten zu kommen, ist die Methode des »Repetition counting«, dem Zählen der Wiederholungen einer bestimmten Übung. Bei diesem Verfahren übt der Rehabilitand gegen einen beliebig hohen Widerstand so lange, bis Ermüdung, koordinative Kontrolle der Bewegungsführung, Schmerzen, Kraftlosigkeit usw. eine weitere Fortführung der Bewegung nicht mehr zulassen. Die in diesem Test erreichte Zahl der Übungswiederholungen wird entsprechend zur Reizintensitäts-Reizhäufigkeitskurve (Abb. 16) in Bezug gesetzt und so der Maximalkraftwert hochgerechnet. Verbietet der Zustand eines Rehabilitanden den klassischen dynamischen Maximalkrafttest mit maximalem Widerstand, kann der individuelle Maximalkraftwert so ermittelt werden: der Rehabilitand extendiert das Kniegelenk in dem Bewegungsabschnitt von 0-0-90 Winkelgraden mit beispielsweise 5 kg Gewichtsbelastung. Der Patient schafft unter großer Anstrengung 25 Wiederholungen, ehe ihn Probleme in der koordinativen Kontrolle der Bewegung und Kraftlosigkeit in der Oberschenkelmuskulatur zur Aufgabe zwingen. Analog unserer Abhängigkeitskurve ergibt sich

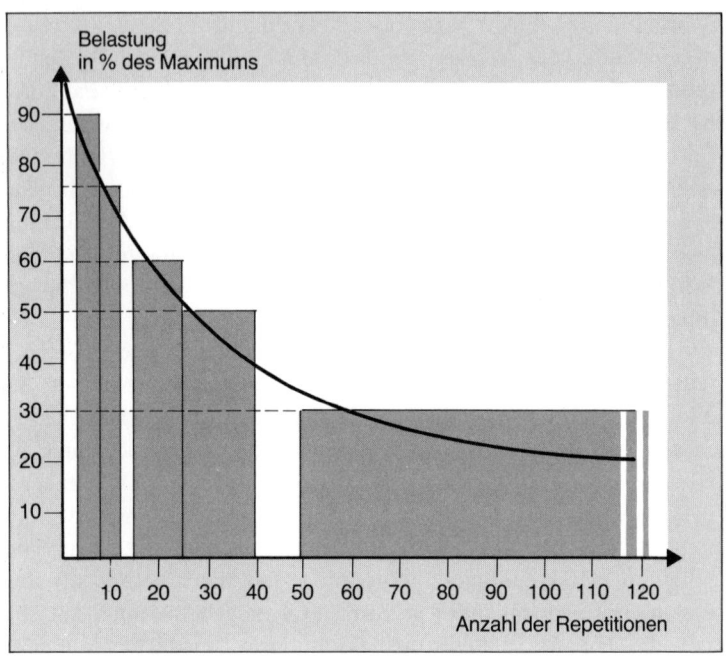

Abb. 16: Die Reizintensität-Reizhäufigkeitskurve zeigt die Abhängigkeit der Belastung von der Anzahl der Übungswiederholungen.
Aus: »Sportphysiotherapie und Rehabilitation«. (Einsingbach/Klümper/Biedermann), Thieme Verlag, 1988.

folgende Rechnung: 5 kg werden 25mal bewegt und stellen etwa 50% der Maximalkraft dar. Wir können nun schlußfolgern, daß ca. 10 kg Gewichtsbelastung im Bereich der individuellen Maximalkraft liegen. Diese Rechnungsgrundlage versetzt uns in die Lage, sehr viel genauer die Höhe des Widerstandes festzulegen, wenn wir zum Beispiel bei diesem Patienten die aerobe Kraftausdauer der Knieextensoren verbessern wollen. In diesem Fall wären dann Gewichtsbelastungen bis maximal 3 bis 4 kg angezeigt, damit das Trainingsziel erreicht wird.

Die Methode des »repetition counting« ist sicher nicht so objektiv wie die klassische Variante der Ermittlung des Maximalkraftwertes. Aber gerade in der Krankengymnastik und in der muskulären Rehabilitation orthopädischer und unfallverletzter Patienten ist sie oft die einzige Möglichkeit eine Rechnungsgrundlage zur Reizintensitätenbestimmung zu erhalten.

Maximalkrafttraining

In vorangestellten Abschnitten wurde die Maximalkraft definiert und die Zusammenhänge von Maximalkraftzunahme und Muskelhypertrophie aufgezeigt. Außerdem sind Verfahren erläutert worden, mit denen in der krankengymnastischen Praxis die individuelle Maximalkraft eines Rehabilitanden festgestellt werden kann.

Dieses Kapitel befaßt sich nun mit der praktischen Methodik des Maximalkrafttrainings. Dabei gibt es zwei grundlegend verschiedene Ansätze: erstens das Maximalkrafttraining auf der Grundlage statischer Muskelübungen und zweitens das Maximalkrafttraining auf der Basis dynamischer Muskelkontraktionen. Die Effizienz beider Verfahren ist objektiv nachgewiesen. Im rehabilitativen Aufbautraining haben beide Methoden ihren Stellenwert.

Die statische Methode kommt vor allem in der Frühphase des rehabilitativen Maximalkrafttrainings zur Anwendung, wenn die besonderen Umstände dynamisches Üben (noch) nicht zulassen. Insbesondere im Bereich der Nachbehandlung übungsstabiler Osteosynthesen sind statische Übungen angezeigt, da hier in aller Ruhe manuelle Widerstände proximal der Läsionsstelle vom Therapeuten gesetzt werden können. Das Prinzip des statischen Übens läßt die sichere Griffekontrolle und den -transfer zu. Das frühfunktionelle statische Maximalkrafttraining läßt zwar auf Grund des geringen Belastungsumfanges keine Steigerung der Maximalkraft und auch nur in den seltensten Fällen eine Konservierung der Maximalkraftqualitäten in der lediglich übungsstabilen Körperregion zu, aber das Tempo der Muskelatrophie kann gemindert werden und die Bereitschaft auf maximalkrafttrainierende Trainingsreize zu reagieren erhalten werden. Daneben ist außerdem der koordinative Effekt von unterschiedlich dosierten statischen Übungen (z. B. differenzierte Belastungsreize zwischen 50 und 90% der Maximalkraft) auf die intramuskuläre Koordination zu erwähnen.

Werden statische Übungen in erster Linie zur Verbesserung oder Erhaltung der Maximalkraft eingesetzt, so geht die klassische Reizspannungstheorie von maximalen Muskelkontraktionen aus. Dagegen existieren die Vorstellungen von zahlreichen Arbeitsmedizinern, daß bereits Muskelspannungen von 40 bis 60% über eine Haltedauer von etwa 7 Sekunden das Optimum zur Entwicklung der Maximalkraft darstellen, sofern täglich mindestens 5 bis 10 Wiederholungen pro Muskel(-gruppe) absolviert werden.

Die Erfahrungen in der praktischen Arbeit mit unfallverletzten Patienten, Patienten mit massiven (Immobilisations-)Atrophien und nicht zuletzt im Muskelaufbautraining orthopädischer Patienten im Rahmen rein konservativer Maßnahmen macht eine Differenzierung notwendig. Im frühfunktionellen statischen Muskeltraining in der Phase der Übungsstabilität und in der Initial-phase der Belastbarkeit sind Reizintensitäten von 40 bis 60% der Maximalkraft ausreichend, wobei nach unserer Meinung zum einen die Haltedauer gesteigert werden kann und die Zahl der Repetitionen erhöht werden sollte. Als wichtiges Reizparameter sei die Reizdichte, also das Verhältnis von Belastung zu Pause, erwähnt. Diese Relation sollte im statischen Maximalkrafttraining nicht unter 1:2 liegen. Verhältnisse von 1:2, 1:3 oder sogar 1:4 zugunsten der Ruheinter-valle sind besonders in dieser frühen Rehabilitationsphase sinnvoll. Wir erin-nern uns: ab einer Spannungsentwicklung von 50% der Maximalkraft kommt es zu einem völligen Durchblutungsstop in der kontrahierten Muskulatur, was wiederum komplett anaerobes Arbeiten zur Folge hat. Die Probleme im Zusammenhang mit dem anaeroben Metabolismus in der Rehabilitation ge-schädigter, verletzter oder immobilisierter Muskulatur sind bekannt, so daß ausreichende Reizerholungsphasen notwendig sind, bzw. eine ausgereifte Kombination mit dynamischen Übungen hier die Überlastung verhindert. Daneben tritt bei statischen Muskelkontraktionen in Abhängigkeit von der eingesetzten Muskelmasse ein nicht unerheblicher Blutdruckanstieg auf. Diese Tatsache ist vor allem bei kreislauflabilen Patienten nach längerer Bettlägerig-keit oder bei älteren Patienten zu beachten. Maximale statische Kontraktionen können zudem zu Herzfrequenzen bis 150 Schlägen/min führen.

Die von uns genannte Dosierungsempfehlung für die frühfunktionelle Phase des statischen Muskeltrainings gilt auch für den Einsatz statischen Maximalkrafttrainings im Rahmen des Rumpfmuskeltrainings orthopädischer Patienten, wobei hier ein stabiler Zustand des Herz- und Kreislaufsystems mitunter intensivere Programme möglich macht.

Jüngere orthopädische Patienten mit Wirbelsäulenschäden bzw. -erkran-kungen, die außerdem in ihrem Alltag größeren körperlichen Belastungen ausgesetzt sind, Unfallverletzte in der Phase der Belastbarkeit bzw. der Bean-spruchbarkeit der betroffenen Region führen dagegen zum Teil erheblich gesteigerte statische Maximalkraft-Trainingsprogramme durch. Ein junger Schreiner mit sporadisch auftretenden Rückenschmerzen im LWS-Bereich und nachgewiesener leichter Instabilität im LWS/BWS-Übergang, der in seinem Berufsalltag häufig Lasten bis zu drei Zentnern anheben oder bewegen muß, wird ein praxisbezogenes Muskelaufbautraining absolvieren müssen mit dem Schwerpunkt der statischen Stabilität der LWS, insbesondere während der Belastungsphase beim Anheben schwerer Lasten. In diesem Fall sind Reizin-tensitäten nahe 100% der individuellen Maximalkraft zu wählen, wobei selbst-verständlich auf die technisch saubere Koordination der dynamischen Arbeit der unteren Extremitäten und der statischen Stabilisationsarbeit der Rumpf-muskulatur geachtet wird.

Die dynamische Methode zur Maximalkraftentwicklung, die im sportlichen Training dominiert, ist in weiten Teilen der Krankengymnastik unbekannt. Die Grundlage für dieses Verfahren ist die sogenannte ATP-Mangeltheorie, die zeitlich etwas später als die Reizspannungstheorie entstand. Die ATP-Mangeltheorie besagt, daß dynamische Kontraktionen mit einer Mindestintensität von 75% der individuellen Maximalkraft zur optimalen Maximalkraftentwicklung und zur Muskelhypertrophie führen. Dieser Wert bezieht sich allerdings auf normotrophe, gesunde Sportstudenten. Neuere Untersuchungen setzen die notwendige Reizintensität für Patienten mit atropher Muskulatur deutlich geringer an. Bereits ab 60% der Maximalkraft sind nachweisbare Hypertrophien möglich. Der Vorteil dieser Methode liegt eindeutig in der Verknüpfung des Maximalkrafttrainings mit der Schulung von bewegungsspezifischen koordinativen Vorgängen. Der besondere Wert, vor allem in der Krankengymnastik, liegt in der Kombination funktioneller Übungen, wie wir sie aus dem PNF-Programm, aus der Funktionellen Bewegungslehre, aus den Übungsvorstellungen von Brügger, um nur einige Beispiele zu nennen, kennen, mit einem belastungsintensiven Muskeltraining zur Verbesserung der Maximalkraft und zur Hypertrophieentwicklung. Der Nachteil dieses Verfahrens liegt in dem, im Vergleich zur statischen Möglichkeit, wesentlich höheren Zeitaufwand und in der Notwendigkeit der Belastbarkeit der eingesetzten Körperpartien.

Die klassische Methode des dynamischen Maximalkrafttrainings ist die konstante Methode, wobei der adäquate Widerstand, der eine Hypertrophie und Maximalkraftzunahme provozieren soll, konstant bleibt. In der Anfangsphase dynamischen Maximalkrafttrainings wird dieser Widerstand etwa bei 60 bis 70% liegen, später werden Intensitäten bis zu 85% notwendig sein. Je besser der Entwicklungsstandard, desto höhere Reize sind notwendig, um eine weitere Verbesserung zu erzielen. Dynamisches Maximalkrafttraining im unteren Intensitätsbereich läßt sich in 4 bis 6 Serien von 10 bis 15 Repetitionen durchführen, Belastungsreize um 80% der Maximalkraft reduzieren die Wiederholungen pro Serie auf 6 bis maximal 10. Als Pausenempfehlung bietet sich der Hinweis auf die »lohnende Pause« an. In diesem Fall führen die Ruheintervalle zwischen einzelnen Serien nicht zu einer vollständigen Erholung, so daß der trainingsbedingte Mehrausgleich bei entsprechender Gesamtstrukturierung der Behandlungseinheit wesentlich größer ist. »Lohnende Pausen« dauern etwa zwei Drittel der Zeit, die zur vollständigen Erholung nach einer Belastung notwendig ist. Sie müssen aber in jedem Fall in ein Gesamtkonzept von ausgeglichener Regeneration eingebettet sein, um vor allem im rehabilitativen Bereich Überlastungen oder sogar das berüchtigte Übertrainingsphänomen zu vermeiden.

Kraftausdauertraining

Wir erinnern uns an die im Kapitel über die theoretischen Aspekte der motorischen Grundeigenschaft Kraft erwähnte Definition der Kraftausdauer. Trainingswissenschaftler bezeichnen die Kraftausdauer als die Ermüdungswiderstandsfähigkeit bei langandauernden oder sich häufig wiederholenden Kraftleistungen, die mehr als 30% der individuellen Maximalkraft beanspruchen. Kraftausdauerqualitäten beziehen sich auf einzelne Körperabschnitte oder -regionen, deren während der Belastung eingesetzte Muskelmasse ein Drittel der Gesamtmuskelmasse nicht überschreitet. Damit wird die (lokale) Kraftausdauer von der (Herz- und Kreislauf-)Ausdauer abgegrenzt.

Die Negierung des Belastungsbereiches unterhalb der 30%-Marke ist aus der Sicht des Kraftausdauertrainings im Sport verständlich, damit Unterdosierungen vermieden werden. Im Rahmen der krankengymnastischen Therapie und im rehabilitativen Muskelaufbautraining müssen wir dagegen realisieren, daß atrophe Muskulatur insbesondere in ihrer aeroben Leistungsfähigkeit reduziert ist. Die Aufgabe des krankengymnastisch-rehabilitativen Muskelaufbautrainings ist es deshalb, zunächst die aerobe Kraftausdauer zu verbessern. Erst auf der Grundlage einer ausreichenden aeroben Kraftausdauer ist die Muskulatur in der Lage, auch höhere Belastungsintensitäten zu tolerieren und die im anaeroben Kraftausdauertraining gesetzten Trainingsreize zu verarbeiten und umzusetzen. Ein weiterer Faktor ist die entscheidende Rolle der aeroben Kraftausdauer bezüglich der Regenerationsfähigkeit nach Belastungen.

Die genannten Gründe führen dazu, daß der Einstieg in das rehabilitative Kraftausdauertraining in der Regel über die aerobe Seite durchgeführt wird. Im Bereich der Extremitätenmuskulatur ist in den meisten Fällen dynamisches Üben angezeigt. Die klassische Methode des aeroben dynamischen Kraftausdauertrainings ist die »extensive Methode«. Die Belastungsintensität entspricht dabei dem Bereich von 25 bis 40% der individuellen Maximalkraft. Die Energiebereitstellung geschieht weitgehend aerob, das Fließgleichgewicht zwischen Sauerstoffaufnahme und -verbrauch ist gewährleistet. Der Laktatspiegel in der belasteten Muskulatur steigt nur geringfügig über den Ruhewert. Kraftausdauertraining nach der extensiven Methode wird in Serien mit einer hohen Reizhäufigkeit durchgeführt, d. h. pro Serie werden mindestens 30 Übungswiederholungen absolviert. Auf Grund des aeroben Charakters der Belastung sind aber auch bis zu 100 und mehr Repetitionen pro Serie möglich. Je nach Gestaltung und Akzentuierung der Behandlungs- bzw. Trainingseinheit können mehrere Serien der extensiven Methode hintereinander geschaltet werden, wobei die Pausen zwischen den Serien relativ kurz sind.

Eine sehr sinnvolle Kombination stellt die Verbindung von den Trainingsinhalten Verbesserung der aeroben Kraftausdauer und der Koordination dar. Die Trainingsmethodik des dynamischen Koordinationstrainings und der aeroben Kraftausdauerschulung weist starke Ähnlichkeiten auf.

Die Verbesserung der aeroben statischen Kraftausdauer, wie sie vor allen Dingen im Bereich der Rumpfmuskulatur in der Frühphase des Kraftausdauertrainings notwendig ist, sieht maximale Reizintensitäten von 20% der Maximalkraft vor.

Die Probleme, die aus massiven Dysbalancen und Dysfunktionen der Rumpfmuskulatur entstehen, sind weitläufig bekannt. Werden nun auf die häufig verkürzten, hypertonen Muskeln zum Beispiel des Schultergürtels und des Schulter-Nackenbereiches, die zudem in ihrer aeroben und anaeroben Leistungsfähigkeit stark reduziert sind, zu früh zu intensive Kraftausdauerreize gesetzt, kommt es zu Überlastungen und Überforderungen. Eine sinnvolle Kombination in der Initialphase des statischen Kraftausdauertrainings der Rumpfmuskulatur ist die Verbindung von physikalischer Therapie (Thermotherapie, Elektrotherapie, Massagen, Hydrotherapie, usw.) mit Muskeldehnungs- und Entspannungstechniken und einem dosierten Kraftausdauertraining, das aerobes statisches und dynamisches Üben sicherstellt. Der Therapeut und der Patient müssen konzentriert darauf achten, daß die Gesamtbelastung eines solchen aeroben statischen Kraftausdauertrainings nicht den Muskeltonus erhöht, sondern zu einer Normalisierung der Spannungsverhältnisse und des lokalen Metabolismus führt. Unsere Empfehlung für den statischen Teil eines derartigen Kraftausdauerprogrammes: die Reizintensität darf 20% der Maximalkraft nicht überschreiten, die Reizdauer (Haltezeit) kann auf 3 bis maximal 7 Sekunden reduziert werden und die Reizdichte muß mindestens 1:1 betragen, kann aber in vielen Fällen auch auf 1:2 bzw. sogar 1:3 verändert werden. Die Reizdichte von 1:2 bedeutet zum Beispiel, daß nach einer statischen Haltedauer von 5 Sekunden eine Entspannungsphase bzw. eine Pause von 10 Sekunden folgt.

Als Orientierung in der praktischen Durchführung von statischem Kraftausdauertraining auf aerober Grundlage können das Atemverhalten und das lokale Ermüdungsgefühl der beanspruchten Muskulatur herangezogen werden. Die geringe Reizintensität muß ruhiges, gleichmäßiges Atmen gewährleisten, und nach Beendigung einer Übungsserie darf keine Ermüdung und wesentliche Tonuserhöhung im Bereich der eingesetzten Muskulatur zu spüren sein.

Obwohl ein großer Anteil der normalen dynamischen Alltagsbelastungen im aeroben Kraftausdauerbereich stattfindet und etwa ein Drittel der Maximalkraft zur Bewältigung dieser Aufgaben ausreicht, ist die anaerobe dynamische

Kraftausdauerverbesserung wichtiger Bestandteil des rehabilitativen Muskelaufbautrainings.

Das anaerobe Kraftausdauertraining findet im Belastungsbereich von ca. 30% bis etwa 70% der individuellen Maximalkraft statt. Im unteren Intensitätsbereich (30 bis 40%) bestehen enge Verbindungen zum aeroben Kraftausdauertraining, in der Belastungszone zwischen 50 und 70% kann das Kraftausdauertraining vor allem in der Frühphase der muskulären Rehabilitation auch Auswirkungen auf die Maximalkraft haben. Entsprechend der Reizintensitäts-Reizhäufigkeitskurve (s. Abb. 16) sind in den unteren Belastungsbereichen höhere Repetitionszahlen möglich, während die Wiederholungen pro Übung bei steigender Intensität abnehmen.

Das klassische Verfahren des anaeroben dynamischen Kraftausdauertrainings ist die »intensive Methode«. Mit einer Reizintensität von 40 bis 60% werden 15 bis 30 Wiederholungen pro Serie durchgeführt. Es können bis zu 8 Serien absolviert werden, wobei die Pausen nicht zu lang sein sollten. Je nach Umfang der eingesetzten Muskelmasse sind Pausen zwischen 15 und 120 Sekunden angebracht. Obwohl diese Methode schwerpunktmäßig die anaerobe Kraftausdauer verbessert, werden insbesondere im rehabilitativen Bereich in der Frühphase des Maximalkrafttrainings mit diesem Verfahren erste Trainingsreize gesetzt, die Hypertrophie und Maximalkraftsteigerung bewirken.

Anaerobes Kraftausdauertraining in der krankengymnastischen Rehabilitation ist in der Aufbauphase vor allem für Rehabilitanden notwendig, die körperlich belastende Tätigkeiten verrichten. Auch im Rahmen der Nachbehandlung von Sportverletzten ist anaerobes Kraftausdauertraining von wesentlicher Bedeutung. Anaerobes dynamisches Kraftausdauertraining kommt in erster Linie im Bereich der Extremitätenmuskulatur zum Einsatz. Für Fortgeschrittene ist auch die Verbesserung der dynamischen Kraftausdauer der Rumpfmuskulatur sinnvoll. In der Anfangsphase wird aber die Verbesserung der anaeroben statischen Kraftausdauer der Rumpfmuskulatur primär Bedeutung haben.

Wie bereits erwähnt erfordern die massiven Dysbalancen und Dysfunktionen der Rumpfmuskulatur, die mit zahlreichen orthopädischen Krankheitsbildern einhergehen, ein sehr differenziertes und vorsichtiges Vorgehen, insbesondere was das muskuläre Aufbautraining betrifft. Die Kombination von physikalischer Therapie, von Muskeldehnungs- und Muskelentspannungstechniken und zunächst gering dosierten statischen und dynamischen aeroben Muskelübungen sind die Grundlage für die gesteigerte Form des anaeroben statischen Kraftausdauertrainings. Im Gegensatz zu den vorwiegend dynamisch agierenden Extremitätenmuskeln, die tatsächlich wesentliche Teile der Alltagsmotorik aerob bewältigen, liegt die Beanspruchung der Rumpfmuskulatur im Alltag zum größten Teil im anaeroben Belastungsbereich. Die vorwiegend statische Arbeitsweise der Rumpfmuskulatur kombiniert mit der in erster Linie anaeroben Energiebereitstellung trägt maßgeblich zu den bekannten chronischen Schon- und Fehlhaltungen und zu einer weiteren Manifestation von muskulären Dysbalancen bei.

Das Problem des anaeroben Kraftausdauertrainings besteht darin, zum einen die Belastungsverträglichkeit der Muskulatur zu verbessern, durch Training der Antagonisten Dysbalancen entgegenzuwirken und zum anderen vorsichtig dosierte tolerierbare Trainingsreize zu setzen, damit nicht zusätzlicher Hypertonus entsteht.

Ein Beispiel soll diese Problemlage verdeutlichen: die muskulären Ungleichgewichte im HWS-BWS-Schulterbereich werden nur durch sehr differenziertes Vorgehen und Kombinieren von funktionellen Übungen und der richtigen Trainingsmethodik verändert. Das Ziel ist eine Verbesserung der anaeroben Kraftausdauer der interskapulären Muskulatur und des aufsteigenden Teils des M. trapezius. Einem kurzen Aufwärmprogramm, bestehend aus PNF-Schulterblattmustern, die mit geringem Widerstand (ca. 30%) dynamisch durchgeführt werden, folgen zunächst aerobe statische Übungen für die erwähnten Muskeln. Beispielsweise könnten etwa 10 Wiederholungen des PNF-Pattern »Depression-Adduktion« im Sinn einer statischen Einstellung mit ca. 20% der individuellen Maximalkraft ausgeführt werden. Die Reizdichte kann in diesem Fall bei 1:1 liegen, die Reizdauer bei 10 Sekunden. Im Hauptteil des Trainings werden vier Serien mit jeweils 8 Wiederholungen der gleichen Übung durchgeführt, wobei die Intensität deutlich erhöht (ca. 50%), die Haltedauer etwas reduziert (5 bis 7 Sekunden) und das Verhältnis von Belastung zur Pause auf 1:3 verändert wird. Als Serienpause kann wahlweise eine passive Pause von ca. 60 Sekunden oder eine aktive Erholung in Form von geringdosierten dynamischen Übungen absolviert werden. Den Abschluß dieses Kraftausdauertrainings bildet dann ein kurzes Programm am Zugapparat oder mit Kurzhanteln, in dem noch einmal dynamisch die aufzutrainierende Muskulatur belastet wird.

Dieses Beispiel macht klar, wie wichtig die Kombination von verschiedenen Trainingsverfahren, unterschiedlicher Reizintensität, Reizdichte und Pausendauer ist, daß es bei vielen Problemkreisen nicht auf die Vielfalt der eingesetzten Übungen ankommt, sondern auf die richtige Methodik der Reizsetzung. Gerade im Bereich des anaeroben statischen Kraftausdauertrainings ist die Qualität der Kombinationsmischung die Grundlage, daß die Behandlung und das muskuläre Aufbautraining zu biopositiven Veränderungen führt.

Ein weiteres Beispiel wird die Kombinationsvielfalt im Bereich des Kraftausdauertrainings der unteren Extremität erläutern: ein belastungsstabiler Patient nach einer Implantation einer Hüft-Endoprothese absolviert ein muskuläres

Aufbautraining mit Schwerpunkt Hüftabduktoren und Hüftextensoren, sowie Knieextensoren. Dieser Patient absolviert sein Aufwärmprogramm auf dem Ergometer (15 Minuten leichtes Radfahren bei geringer Wattzahl und mittlerer Bewegungsfrequenz). Anschließend folgt der Hauptteil des Aufbautrainings, der aus diversen Übungen am Zugapparat bzw. an speziellen Kraftmaschinen besteht, wobei besonderer Wert auf das Training der Standbeinphase gelegt wird. Die Dosierung der Reizintensität läuft in diesem Fall über das nicht operierte »Zugbein«. Je stärker die Belastung auf dem »Zugbein«, desto höher ist die statische Belastung und die statische Stabilisationsarbeit des Standbeines (Abb. 17). Durch die sinnvolle Kombination der Reizparameter und der dynamischen und statischen Kraftausdauerbelastung – auch das operierte Bein wird während des Trainings als »Zugbein« eingesetzt und arbeitet so dynamisch – wird der Überforderung entgegengewirkt und eine ausgewogene, harmonisierende Kraftausdauer im beidseitigen Hüft-Becken-LWS-Bereich erzielt. Den Abschluß einer solchen Behandlung können ein erneutes Ergometertraining, eine dosierte Laufbandbelastung, eine Gangschule klassischer Art oder bestimmte spezifische Übungen koordinativer Art bilden, wobei insbesondere bei abschließender Koordinationsarbeit auf den Ermüdungszustand des Patienten Rücksicht genommen werden muß.

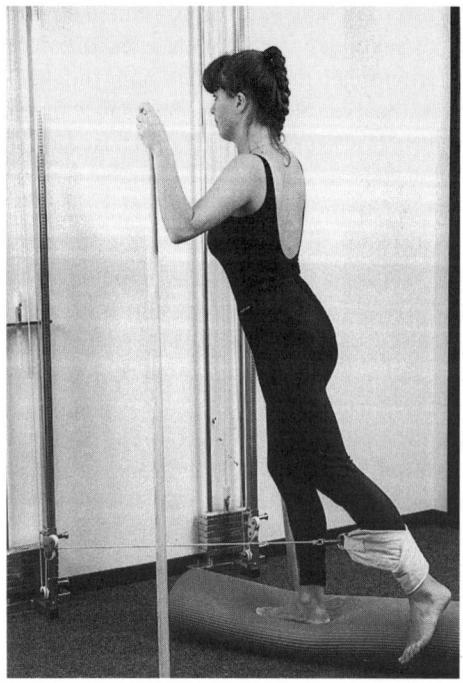

Abb. 17: Über die Gewichtsbelastung des Rollenzuges wird die stabilisierte Standbeinfunktion geübt. Die weiche Matte unter dem Standbein intensiviert das Training.

Kombinationsmethoden – Spezialprogramme

Neben den im Rahmen der Erläuterung der generellen Prinzipien des Maximalkraft- und Kraftausdauertrainings erwähnten klassischen Methoden zur Verbesserung der Maximalkraft und der Kraftausdauer existieren weitere Verfahren (Abb. 18). Es handelt sich dabei im wesentlichen um Kombinationsprogramme, die aus Bausteinen der vorgestellten klassischen Verfahren zusammengesetzt werden. Diese Kombinationsmethoden werden in der Praxis des Muskelaufbautrainings häufig eingesetzt, da in den meisten Fällen nicht nur eine der Kraftdimensionen verbessert werden muß, sondern mehrere Kraftqualitäten in einem komplexen Zusammenhang geübt werden. Bei der Vielfalt und dem Variantenreichtum des Krafttrainings ist es nicht möglich eine lückenlose Aufstellung sämtlicher Methoden des Krafttrainings zu geben. Einige typische Beispiele sollen die Kombinationsmöglichkeiten aufzeigen.

Das Prinzip der *Pyramidenmethode* ist die zunächst ansteigende und dann abfallende Belastungsintensität. Beispielsweise können kombiniert werden: 1 Serie mit 40 Wiederholungen (Reps) mit einer Belastung, die 30% der individuellen Maximalkraft entspricht, anschließend folgt 1 Serie mit 20 Reps mit 50%, dann 3 Serien mit je 10 Reps und 75%. Jetzt folgt die Spitzenbelastung mit 2 Serien mit je 5 Reps und 95%, ehe es in umgekehrter Reihenfolge, d. h. mit abnehmender Belastung und zunehmender Wiederholungsanzahl zur Ausgangsserie mit 40 Wiederholungen bei 30% der Maximalkraft zurückgeht. Die Pausendauer kann unterschiedlich gewählt werden. Je nach eingesetzter Muskelmasse und Belastungsverträglichkeit können gleichlange Pausen oder unterschiedlich lange Ruheintervalle gewählt werden. Dieses Beispiel des Pyramidenprinzips trainiert die dynamische-aerobe Kraftausdauer, die dynamische-anaerobe Kraftausdauer und die Maximalkraft. Es werden Trainingsreize gesetzt, die zu einer Muskelhypertrophie führen, es wird die koordinative Kontrolle des geübten Bewegungsmusters geschult.

Natürlich läßt sich das Pyramidenprinzip auch im reinen Kraftausdauer- oder Maximalkrafttraining einsetzen. Die Kombination verschiedener Kraftqualitäten innerhalb einer Trainingseinheit ist aber nach unseren Erfahrungen vor allem in der Rehabilitation äußerst wirkungsvoll und sinnvoll. Als Training mit Schwerpunkt der Maximalkraftzunahme und Hypertrophie ist zum Beispiel vorstellbar: auf eine Serie mit 30 Reps bei 30% folgen 4 Serien mit 12 Reps bei 70%, danach 4 Serien mit 6 Reps bei 85% und als Abschluß noch einmal eine lange Serie mit 30 Reps bei 30%. Die letzte »lockere« Serie hat nicht nur Auswirkungen auf die aereobe-dynamische Kraftausdauer, sondern das weitgehend laktatfreie Üben im steady-state trägt wesentlich zur Normalisierung der Stoffwechselsituation in der belasteten Muskulatur bei. Dieses Phänomen

STATISCHE METHODEN	Belastung (Reizintensität)	Wiederholungen (Reizhäufigkeit)	Serien	Pause (Reizdichte)	Trainierte Kraftdimensionen
Statische Methode A	<20%	10–15 × 5–30 sec		1:2–1:4	aerobe stat. Kraftausdauer (KA)
Statische Methode B	20–60%	5–15 × 5–20 sec		1:2–1:4	anaerobe stat. Kraftausdauer Maximalkraft
Statische Methode C	50–100%	5–10 × 5–20 sec		1:2–1:5	Maximalkraft, anaerobe stat. KA
DYNAMISCHE METHODEN					
Extensive Methode	25–40%	30–>100	2–4	kurz	aerobe dyn. KA
Intensive Methode	40–60%	15–40	2–6	mittel	anaerobe dyn. KA, aerobe dyn. KA u. U. Maximalkraft
Hypertrophiemethode	60–80%	8–10	3–6	mittel – lang	Maximalkraft, anaerobe dyn. KA
Pyramidenmethode	30%	30	1	kurz	Maximalkraft,
	70%	12	4	mittel	anaerobe dyn. KA
	85%	6	4	lang	aerobe dyn. KA
	30%	30	1		
Progressive Methode	30%	50	2	kurz	s. o.
	50%	20	2	mittel	
	75%	10	8	mittel – lang	
Degressive Methode	90%	3	1	lang	Maximalkraft
	50%	15	6	mittel	anaerobe dyn. KA
	30%	60	2	kurz	aerobe dyn. KA
Exzessive Methode	75%	15	bis zur Erschöpfung	kurz	Maximalkraft anaerobe dyn. KA

Die hier aufgeführten Belastungsparameter sind lediglich Beispiele. Es sind Variationen möglich. Die einzelnen Methoden sind während einer Behandlungsmöglichkeit kombinierbar.

Abb. 18: Methoden des Krafttrainings in der Krankengymnastik und Rehabilitation.

wird auch aktiver Spüleffekt genannt und wird im Sport durch leichtes Auslaufen, Ausschwimmen oder andere Maßnahmen mit geringer Intensität auf aerober Grundlage erreicht.

Die *Progressive Methode* beginnt mit geringer Belastungsintensität und hoher Wiederholungszahl, steigert im weiteren Verlauf die Belastung bei gleichzeitig verringerter Repetitionsanzahl. Auch hier sind Kombinationen mehrerer Kraftqualitäten möglich wie auch das spezielle Trainieren der Kraftausdauer oder der Maximalkraft. Wird bei der Progressiven Methode die Belastungsintensität auf Reizintensitäten über 75% der Maximalkraft progredient gesteigert, empfehlen wir anschließend eine »lockere« Serie auf aerober Basis durchzuführen, damit auch hier der aktive Spüleffekt anaerobe Belastungen mildert bzw. beseitigt.

Die *Degressive Methode* beginnt mit hohen Belastungen und wenigen Repetitionen, um danach bei steigender Wiederholungsanzahl die Belastungsintensität zu verringern. Wird die Degressive Methode angewendet, ist selbstverständlich ein ausreichendes Aufwärmprogramm der initial intensiv beanspruchten Muskulatur notwendig.

Handelt es sich bei den drei aufgeführten Methoden um Kombinationsmethoden, die aus bereits bekannten und in vorangestellten Kapiteln beschriebenen Methoden zusammengesetzt sind, stellen die *Exzessive Methode* und die *Superserie* eine eigenständige Qualität dar.

Die *Exzessive Methode* wird ausschließlich im Rahmen des Maximalkrafttrainings eingesetzt, wobei natürlich auch starke Verbesserungen der anaeroben dynamischen Kraftausdauer erzielt werden. Es werden konstante Belastungsintensitäten um 60 bis 75% der Maximalkraft gewählt. Bei fortgeschrittenen Rehabilitanden ist der obere Belastungsbereich, bei Einsteigern und in der Anfangsphase des rehabilitativen Muskelaufbaus eher der geringe Belastungsbereich angezeigt. Analog der Reizintensitäts-Reizhäufigkeitskurve (s. Abb. 16) können mit beispielsweise 75% der Maximalkraft ca. 8 bis 12 Repetitionen durchgeführt werden. Bei der Exzessiven Methode fordert der Therapeut vom Trainierenden jedoch mindestens 15, eventuell sogar 20 Wiederholungen bei gleichbleibender Intensität. Somit ist eine maximale Ausschöpfung der Energiespeicher gewährleistet, was bei sinnvoll strukturiertem Training und ausreichender Erholung zu einer erheblich höheren Leistungssteigerung führt. Beim Einsatz der Exzessiven Methode müssen wir darauf hinweisen, daß dieses Trainingsverfahren nur sporadisch, vorsichtig dosiert und unter ständiger Kontrolle des Therapeuten durchgeführt werden darf. Die Anzahl der zu absolvierenden Serien, die Zahl der Repetitionen pro Serie, die Höhe des Widerstandes müssen während des Trainings flexibel gehandhabt werden.

Die *Superserie* dient ebenfalls zur maximalen Ausschöpfung der Energiereserven. Entweder werden zwei unterschiedliche Übungen, die aber beide im wesentlichen die gleiche Muskelgruppe ansprechen ohne Pause direkt hintereinander eingesetzt, oder der Patient wird nach einem vorher abgesprochenen Programm, auf das er sich mental und von seinem Krafteinsatz eingestellt hat, aufgefordert, noch eine oder mehrere weitere Serien an das ursprüngliche Programm anzufügen, bis deutliche Ermüdungserscheinungen zum Abbruch der Superserie führen. Auch die Superserien werden im Regelfall mit höheren Belastungen durchgeführt und verbessern die Maximalkraft und die dynamisch-anaerobe Kraftausdauer.

Eine weitere Kombinationsmöglichkeit besteht in der Verbindung von dynamischer und statischer Muskelarbeit innerhalb einer Übung. Dieses Verfahren ist besonders im Training der Rumpfmuskulatur sinnvoll.

Zum Beispiel wird die Übung »Albatros« (Abb. 19) in folgender Weise durchgeführt: als Einstieg eine »lockere« Serie mit 30 Reps bei 30% und dynamischer Arbeitsweise, danach, ebenfalls dynamisch, 6 Serien mit 10 Reps und 70%, anschließend wird die gleiche Übung mit statischer Haltearbeit 8 mal für 10 Sekunden mit ca. 70% Belastung durchgeführt, zum Abschluß folgen nochmals 2 Serien mit 30 Reps bei 30% und dynamischer Muskelarbeit. Auch wenn diese statisch-dynamischen Kombinationen ihren Haupteinsatzbereich im Rumpfmuskeltraining haben, sind sie auch für Extremitätenmuskeln, die einen hohen statischen Arbeitsanteil aufweisen, sinnvoll (z. B. Hüftabduktoren).

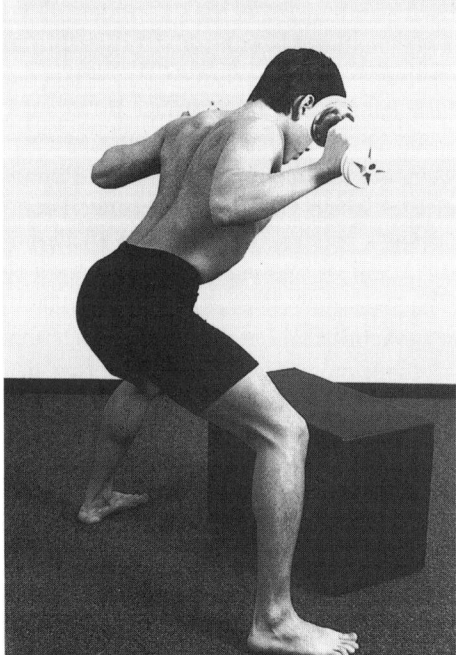

Abb. 19: Die »Albatros«-Übung trainiert neben den Rumpfmuskeln die Beinmuskulatur. Sie trägt wesentlich zur koordinativen Sicherheit der physiologischen Bewegungsabläufe beim Heben und Bewegen von Lasten bei.

Die Auflistung dieser wenigen Beispiele gibt natürlich nur einen kleinen Eindruck von der nahezu unerschöpflichen Kombinationsvielfalt des Krafttrainings. Wie ein rehabilitatives Krafttraining strukturiert werden muß, hängt vom Einzelfall ab. Die hier aufgezeigten Trainingsverfahren und -methoden sind lediglich Bausteine, die Kombination dieser Bausteine zu einem effektiven Muskelaufbautraining kann nur vor Ort durch den erfahrenen Therapeuten vorgenommen werden.

Trainingsmittel

In einem Buch über das Muskelaufbautraining in der Orthopädie und Unfallnachbehandlung wird eine Stellungnahme zu den unterschiedlichen Trainingsmitteln, d. h. den in der Praxis sinnvollerweise einzusetzenden Hilfsmitteln, erwartet. Ein schwieriges Kapitel, denn um der Gefahr zu entgehen, nach kurzer Zeit hoffnungslos überholt zu sein, können wir nur zu den generellen Prinzipien einzelner Gruppen von Trainingsmitteln Stellung beziehen. Besonders auf dem Markt der rehabilitativen Trainingsmittel gibt es ständig Neuentwicklungen von Kraftmaschinen, isokinetischen Trainingssystemen, und es werden angeblich noch nie dagewesene Kleingeräte angepriesen, was vor allem den Laien, der nicht ständig »das Ohr am Markt« hat, verunsichert.

Das primäre Trainingsmittel für rehabilitatives Muskeltraining sind die Hände des Therapeuten. Bei aller Notwendigkeit des Einsatzes apparativer Trainingsmittel hat der Wert der manuellen Widerstände keinesfalls abgenommen. Manuelle, vom Therapeuten gesetzte Widerstände, sind natürlich nicht vergleichbar mit den genormten, objektivierbaren und reproduzierbaren Widerständen von Maschinen und Apparaten. Dafür bieten manuell kontrollierte und gesetzte Behandlungsreize eine vielfach bessere Möglichkeit, die koordinativen Probleme des Patienten unter ständiger manueller Kontrolle durch den Therapeuten zu verbessern. Durch spezielle Reizsetzung, wie sie sensorische Reize über die Haut, Traktion, Approximation usw. darstellen, können Hilfen gegeben werden, die den Patienten erst in die Lage versetzen, ein gewünschtes Bewegungsmuster koordinativ zu beherrschen und im weiteren Verlauf der Rehabilitation weitgehend eigenständig mit Geräten oder an Maschinen durchzuführen.

Natürlich ist es auch möglich, die in den Kapiteln über die praktischen Verfahren des Krafttrainings dargestellten Trainingsmethoden mit manuellen Widerständen durchzuführen. Diese Alternative ist sicher in einigen Fällen notwendig und sinnvoll, obwohl dem Einsatz genormter Widerstände im Rahmen des Muskelaufbautrainigs immer dann der Vorzug gegeben werden sollte, wenn primär Kraftqualitäten (ohne die Miteinbeziehung spezifischer koordinativer Lerninhalte) bei bestehender ausreichender koordinativer Kontrolle der entsprechenden Übung durch den Patienten selbst verbessert werden sollen.

Auf jeden Fall muß der sogenannte therapeutische Widerstand in der Höhe der Reizintensität ein Adäquat zu der Reizintensitätsskala bieten (Abb. 20). Das unter Krankengymnasten bekannte »assistive« Bewegen, d. h. die Eliminierung der Eigenschwere des zu bewegenden Körperteils ist auf der von 0 bis 100% reichenden Intensitätsskala etwa zwischen 0 und 10% einzuordnen. Wird die Eigenschwere zugelassen, arbeitet der Patient demnach gegen die Schwerkraft und wird zusätzlich leichter »Führungswiderstand« addiert, liegt die Belastung etwa zwischen 10 und 40%, wobei hier besonders auf die Hebelarmlänge und die lokalen Last-Kraftarmverhältnisse geachtet werden muß. Wird das gestreckte Bein beispielsweise aus der Seitenlage angehoben und bestehen außerdem Defizite im Bereich der Hüftabdukturen, so bedeutet selbst das Üben gegen die Schwerkraft mitunter schon eine maximale Belastung. Die therapeutische Erfahrung und das eigene Gefühl des Patienten müßten das

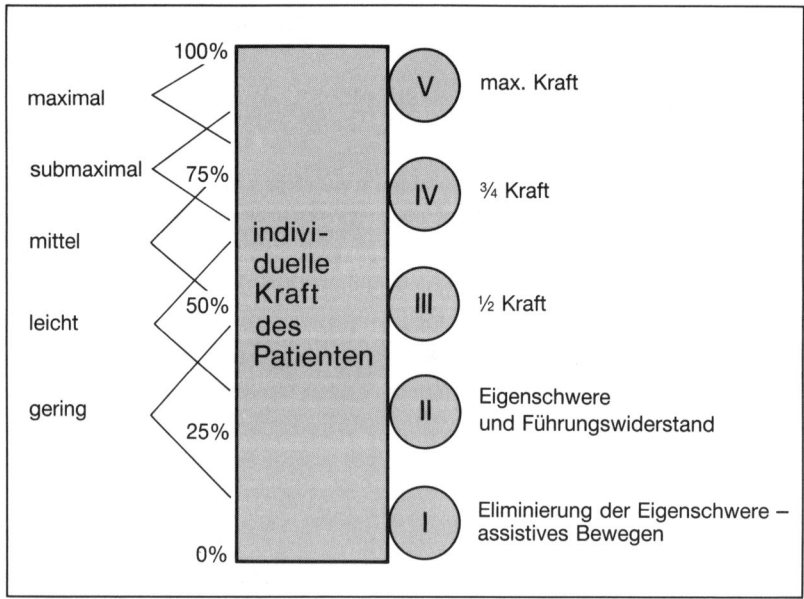

Abb. 20: Vergleich der Reizintensitäten »maximal – gering« (in Prozent der individuellen Maximalkraft des Patienten) mit den manuell gesetzten therapeutischen Widerständen. Aus: »PNF in Orthopädie und Traumatologie«. (Einsingbach), Pflaum Verlag, 1989.

Üben mit »halber Kraft« nach einer kurzen Probephase möglich machen (= 50% der Maximalkraft). Submaximale Widerstände entsprechen Belastungen um 75% der Maximalkraft (= ¾ Kraft), eine etwas diffizile Intensitätsstufe, sofern sie manuell gesetzt wird. Man sollte sich hier von den Richtlinien der Reizintensität-Reizhäufigkeitskurve (s. Abb. 16) leiten lassen, wonach mit ¾ Kraft etwa 8 bis 12 Wiederholungen einer Übung technisch korrekt gerade noch durchführbar sind. Maximale manuell gesetzte Widerstände kommen in der Praxis nach unseren Erfahrungen äußerst selten vor. Theoretisch sind mit annähernd maximaler Kraft lediglich 1 bis 2 Repetitionen einer Übung möglich. Gibt der Therapeut subjektiv maximalen Widerstand und der Patient erreicht höhere Repetitionszahlen, so kann sicher gesagt werden, daß der manuell gesetzte Widerstand nicht dem gesteckten Behandlungsziel entspricht.

Nach unseren Erfahrungen kommt in der Praxis, sofern apparative Trainingsmittel im Rahmen des Muskelaufbautrainings eingesetzt werden können, insbesondere dem zweiten manuell gesetzten Widerstand (Eigenschwere plus leichter Zusatzwiderstand) die überragende Bedeutung zu. Die Reizintensität um 30% der Maximalkraft bedeutet weitgehend aerobes-alaktazides Arbeiten, was vor allem in der Koordinationsschulung von größter Wichtigkeit ist. Erst wenn ein Patient in der Lage ist, die geforderten Übungen nahezu selbständig zu kontrollieren und zu beherrschen, ist der Weg frei für den Einsatz anspruchsvoller Behandlungsprogramme, beispielsweise mit freien Gewichten oder Zugapparaten.

Die Gruppe der Kleingeräte beinhaltet viele verschiedene Trainingsmittel: Keulen, Bälle, Gymnastikstäbe, Impander, Expander, Reifen, Gummizugbänder aller Art, um nur eine kleine Auswahl zu nennen. Der Vorteil dieser Kleingeräte liegt in der nahezu unbegrenzten Vielfalt der möglichen Übungen. In der Regel bestehen außerdem geringe Anschaffungskosten und die Geräte benötigen nur wenig Raum. Der Nachteil besteht in den meist nicht genormt reproduzierbaren Belastungsintensitäten. Eine große Bedeutung kommt den Gummizugbändern zu, die eine wesentliche Rolle bei kon- und exzentrischen Kombinationsübungen und im reaktiven Training spielen, auf die im einzelnen noch eingegangen wird (Abb. 21).

Sogenannte freie Gewichte sind beispielsweise Hanteln und Gewichtsmanschetten. Natürlich stellt auch ein großer Gymnastikball (»Pezziball«) oder ein Kasten, ein mit Styropor gefüllter Lagerungsblock usw. ein freies Gewicht dar, mit dem sich hervorragend das funktionelle Heben und Tragen im Rahmen des Alltags- und Verhaltenstrainings üben läßt. Diese freien Gewichte stellen objektivierbare, reproduzierbare Widerstände dar. Objektivierbar bedeutet, daß sich die Reizintensität (Gewicht der zu bewegenden Last) während der Übung nicht verändert und exakt benannt werden kann, reproduzierbar heißt,

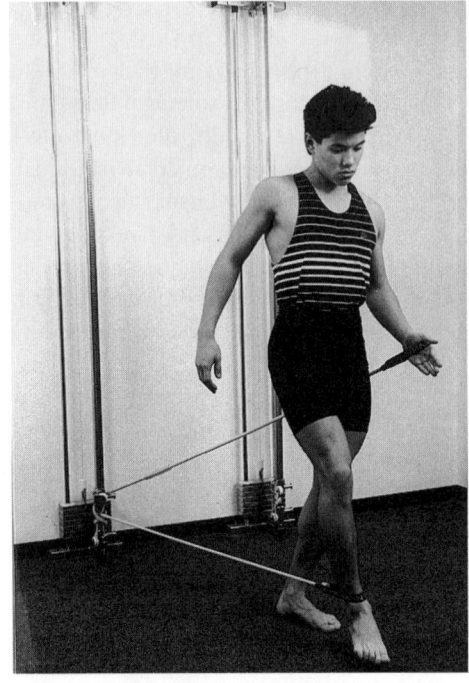

Abb. 21: Mit elastischen Zugbändern können kon- und exzentrische Belastungen sowie bedingt reaktives Verhalten trainiert werden.

daß bei mehreren Übungswiederholungen immer der gleiche Widerstand reproduziert werden kann. Diese Tatsachen lassen ein genau dosiertes und dokumentierbares Üben zu. Fortschritte und Verbesserungen der Trainingsleistungen werden objektiv nachvollziehbar. Der Nachteil von freien Gewichten ist die Notwendigkeit der koordinativen Kontrolle der zu absolvierenden Übungen durch den Patienten selbst. Auch wenn der Therapeut geringe Korrekturhilfen geben kann, muß der Übende die wesentlichen koordinativen Vorgänge des Bewegungsmusters beherrschen. Sofern diese notwendige übungsspezifische koordinative Fähigkeit vorhanden ist, lassen sich mit freien Gewichten häufig für den praktischen Alltag wertvollere Trainingsinhalte vermitteln, als es beispielsweise mit Kraftmaschinen der Fall ist, die in der Regel den Bewegungsweg vorgeben und deshalb nur begrenzt koordinative Fähigkeiten schulen.

Für Zugapparate, deren Gewichte ebenfalls genormt sind, gilt ähnliches wie für die freien Gewichte (Abb. 22). Die Objektivierbarkeit und Reproduzierbarkeit der Belastungsintensität ist gegeben. Durch die variable Einstellung der Zugrichtung und damit der Wirkung der Gewichte auf den Patienten ist es für den Übenden in der Regel geringfügig leichter, die geforderten Übungen rasch koordinativ und technisch korrekt durchzuführen, als es bei freien Gewichten der Fall ist. Zugapparate wurden bereits in den 30ger und 40ger Jahren in den

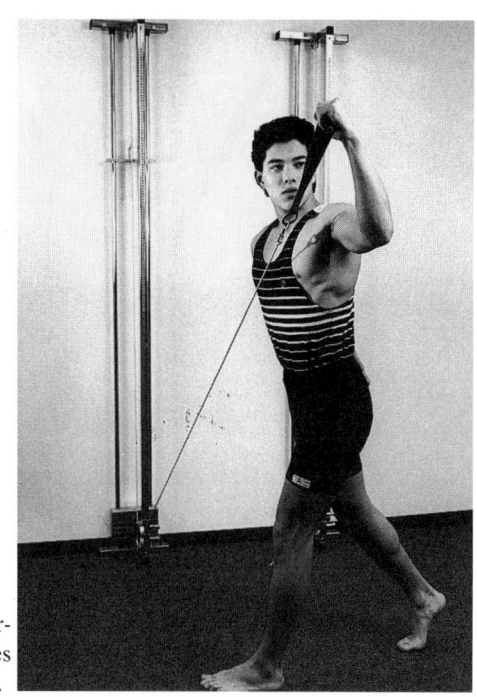

Abb. 22: Der Doppelzugapparat ermöglicht dreidimensionales komplexes
Üben nahezu sämtlicher Muskulatur.

USA in der Rehabilitation eingesetzt, über umgebaute Flaschenzüge liefen
einfache Hanfseile. Im Unterschied zu den Kraftmaschinen läßt das Prinzip des
Zugapparates dreidimensionales Üben zu, so daß dem Zugapparatetraining
vor allem im Training der Rumpfmuskulatur und der Muskulatur der oberen
Extremität eine überragende Rolle zukommt.

Kraft- bzw. Trainingsmaschinen werden verstärkt im Rahmen der Rehabilitation von Unfall- und Sportverletzten aber auch in der Behandlung von
orthopädischen Patienten eingesetzt. Selbstverständlich ist bei Kraftmaschinen
die Objektivierbarkeit und die Reproduzierbarkeit der Belastung möglich.
Einige Typen von Kraftmaschinen berücksichtigen sogar die sich ständig
verändernden Last- und Kraftarmverhältnisse, so daß in diesen Fällen nahezu
optimaler Widerstand über die gesamte Bewegungsbahn gegeben werden
kann. Nahezu sämtliche Kraftmaschinen arbeiten zweidimensional, d. h. die
Bewegungen finden lediglich in einer Ebene um eine Gelenkachse statt. Damit
ist zum einen eine große Sicherheit in der Bewegungsausführung gewährleistet,
zum anderen läßt sich aber bei diesem Prinzip die koordinative Leistungsfähigkeit kaum verbessern. Obwohl es Kraftmaschinen gibt, die ganze Muskelketten trainieren, überwiegen die Maschinen, die relativ isolierte Muskelgruppen
ansprechen (Abb. 23). Nach unserer Einschätzung sind Kraftmaschinen im
Muskelaufbautraining orthopädischer Patienten und Unfallverletzter notwen-

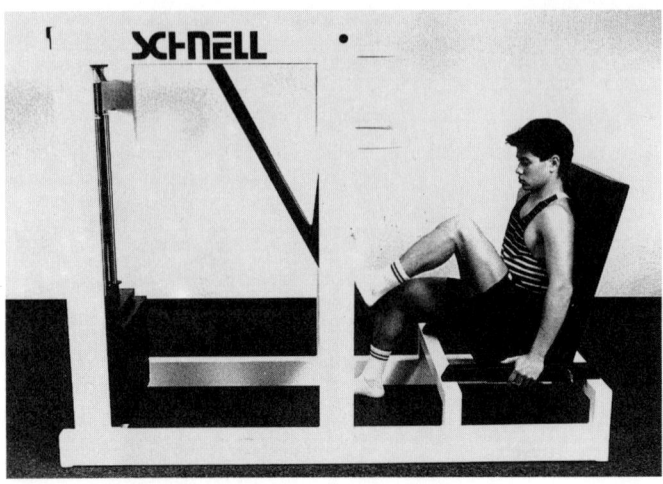

Abb. 23: Mit Kraftmaschinen wie der »Beinpresse« lassen sich ganze Muskelketten wie auch isolierte Glieder dieser Kette üben.

dig, um objektivierbare Verbesserungen der motorischen Grundeigenschaft Kraft in möglichst kurzer Zeit zu erreichen. Kraftmaschinen sind allerdings lediglich Hilfsmittel für die Schaffung einer ausreichenden Kraftgrundlage, damit auf dieser Basis funktionelles Koordinationstraining unter Belastung möglich ist. Krafttraining an Maschinen ist zumindest in der Krankengymnastik und Rehabilitation (im Unterschied zum Bodybuilding!) nie Selbstzweck, sondern eine Notwendigkeit auf dem Weg zur Wiederherstellung der Alltags- und Sportbeanspruchbarkeit.

Zu den isokinetischen Trainingssystemen, zu den Vorteilen und Problemen in der praktischen Anwendung, nehmen wir in dem Kapitel III S. 91 Stellung.

Reaktives Training

Aus Sicht der rehabilitativen Therapie verstehen wir reaktives Training als eine Maßnahme, die die Fähigkeit wiederherstellt bzw. verbessert, möglichst rasch nach einer exzentrischen Bremsarbeit auf konzentrische oder statische Muskelarbeit umschalten zu können. Sind die Kräfte, die auf einen Muskel wirken, größer als die aktuell eingesetzte Eigenkraft des betroffenen Muskels, kommt es zu einer exzentrischen bzw. negativ-auxotonen Muskelkontraktion. Nach dieser Exzentrik folgt in kontrolliert koordinierten Bewegungsabläufen immer entweder eine konzentrische (auch positiv-auxotone) oder eine statische Reaktion. Die Fähigkeit möglichst schnell und ohne den harmonischen koordinierten Ablauf der Bewegung zu hemmen, je nach Situation konzentrisch oder mit statischer Stabilisation, zu reagieren, bestimmt die Qualität des reaktiven Bewegungsverhaltens.

Reaktives Training spielt in der Behandlung von Unfall- und Sportverletzten eine bedeutende Rolle. Besonders in der Übergangsphase zwischen krankengymnastisch-rehabilitativer Therapie und der Wiedereingliederung in den beruflichen Alltag oder dem Wiederbeginn sportlicher Aktivität, ist es notwendig reaktives Bewegungsverhalten zu schulen. Unsere Erfahrungen zeigen, daß Patienten nach Unfällen oder Operationen durch effektives und konsequentes Muskelaufbautraining durchaus in der Lage sind zum Beispiel mit ihrer verletzten Extremität gleiche oder sogar bessere objektiv meßbare Kraftwerte zu erzielen. Bei der Umsetzung dieser an Kraftmaschinen und mit Geräten antrainierten »groben« Kraft in praxisrelevante Bewegungen, wie es zum Beispiel die Stabilisation in der Landephase nach einem Sprung darstellt, stellen wir aber immer wieder fest, daß Defizite im koordinativen Bereich und im reaktiven Bewegungsverhalten trotz gleicher oder ähnlicher Kraftwerte Probleme bereiten. Mängel im reaktiven Bewegungsverhalten haben im sportlichen Bereich schwerwiegende Folgen, aber auch im normalen Alltagsleben wird ständig reaktives Bewegungsverhalten gefordert: das reaktive, möglichst blitzschnelle Stabilisieren nach einem Fehltritt ist das einleuchtendste Beispiel, aber auch jedes Reagieren auf eine von außen auf den Körper wirkende Kraft beansprucht das reaktive Bewegungsverhalten. Auch im Bereich der orthopädischen Behandlungen, insbesondere von Wirbelsäulenproblemen, ist die Schulung des reaktiven Bewegungsverhaltens notwendig.

Ein Beispiel: der Entwicklungsgrad der Fähigkeit einen schweren Medizinball aufzufangen, der so auf den Patienten zukommt, daß er nur in einer stabilisierten Rotationsstellung der Wirbelsäule aufgefangen werden kann und direkt nach der Aufnahme möglichst rasch zurückgeworfen wird, bestimmt den Standard der Ganzkörper-Koordination (Gewandtheit) genauso wie den des reaktiven Bewegungsverhaltens. Auch dieses Beispiel macht klar, daß sich reaktive Verhaltensweisen, auch im Bereich des Rumpfes, unbedingt auch im Alltag wiederfinden lassen.

Die Voraussetzung, reaktives Training in der Rehabilitation durchführen zu können, ist die Belastbarkeit und die Beanspruchbarkeit der eingesetzten Körperregion. Die trainingsmethodischen Grundsätze entsprechen, zumindest im rehabilitativen Bereich, denen der Koordinationsschulung, d. h. reaktives Training sollte möglichst ausgeruht absolviert werden, bei koordinativer oder kräftemäßiger Ermüdung sind längere Pausen einzulegen oder das Training abzubrechen.

Die Methoden und die Übungen, die reaktives Bewegungsverhalten verbessern, sind an dieser Stelle nicht vollständig aufzeigbar.

Einige Beispiele: ein Patient mit einer Verletzung der unteren Extremität führt direkt im Anschluß an eine exzentrische »Step-down«-Übung aus 15 cm Höhe eine konzentrische »Step-up«-Übung auf eine 30 cm hohe Stufe aus. Ob die Aufsteigephase sogar explosiv-dynamisch ausgeführt werden kann, hängt vom Einzelfall ab.

Ein Seniorensportler, der in einer Freizeitmannschaft Faustball spielt und ein Schulter-Arm-Syndrom aufweist, kann sein reaktives Bewegungsverhalten der Rumpf-, Schultergürtel- und Armmuskulatur mit spezifischen Übungen unter Verwendung elastischer Zugbänder, die an der Sprossenwand befestigt werden, verbessern.

Der Einsatz von Weichbodenmatten und Therapie-Trampolinen hat sich im reaktiven Training der unteren Extremität aber auch des Rumpfes bewährt. Hier sind Modifikationen möglich, die insbesondere den statischen Anteil reaktiven Bewegungsverhaltens üben. Die Qualität reaktiven Bewegungsverhaltens im Sport mißt sich vielfach an der explosiv-konzentrischen Reaktion auf die vorangegangene exzentrische Phase. In der Rehabilitation und Krankengymnastik steht, besonders bei Problemen der unteren Extremität und des Rumpfes, zunächst eher das statisch-reaktive Bewegungsverhalten im Vordergrund. Auf einer Weichbodenmatte oder einem Therapie-Trampolin wird der

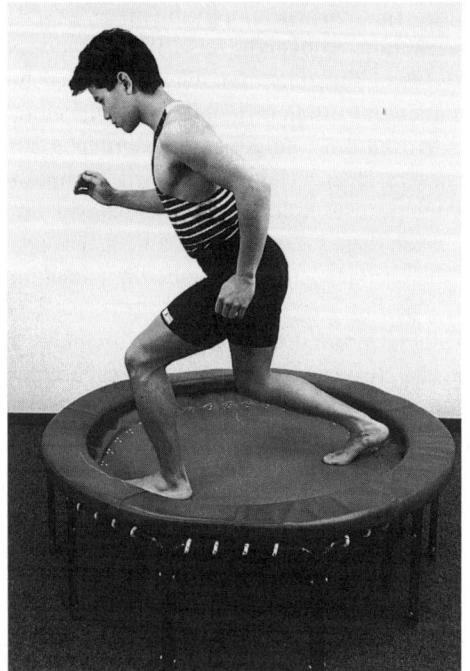

Abb. 24: Reaktives Training in der muskulären Rehabilitation beinhaltet das Schulen der Stabilisationsfähigkeit nach exzentrischer und konzentrischer Muskelkontraktion. Das Therapie-Trampolin ist dafür ein geeignetes Behandlungsmittel.

knieoperierte belastungsstabile Patient beispielsweise aufgefordert, nach jeweils sechs Hüpfsprüngen eine korrekt koordinierte, möglichst blitzartige Stabilisation der unteren Extremitäten und des Rumpfes durchzuführen, indem er nach dem 6. Hüpfsprung statisch in leichter Grätschstellung und leichter Kniebeugung stabilisiert (Abb. 24). Bei Übungen dieser Art ist vom Therapeuten ständig die Qualität der Ganzkörper-Stabilisation und auf die Homogenität des Körpereinsatzes zu achten. Oft offenbart sich erst bei diesen praxisbezogenen Übungen die Negierung und Unfähigkeit, den gesamten Körper koordiniert zu beherrschen und einzusetzen, selbst wenn nur relativ eng definierte Läsionen vorgelegen haben.

Rehabilitatives Krafttraining in der frühfunktionellen Behandlung

In der sogenannten frühfunktionellen Behandlung ist rehabilitatives Muskeltraining nur in den meist sehr engen Grenzen möglich, die nach einer Verletzung oder Operation individuell vom Arzt gesetzt werden. Frühfunktionelle Krankengymnastik beginnt heute oft unmittelbar nach der Operation oder in Zeitphasen, während denen vor nicht wenigen Jahren noch rigide immobilisiert wurde. Noch Mitte der 70er Jahre war es üblich, operativ versorgte Kreuzbandrupturen anschließend mindestens 8, häufig aber auch 10 oder sogar 12 Wochen mit Vollgips ruhigzustellen. Heute geht der allgemeine Trend zu immer kürzeren Immobilisationsperioden. Nicht selten wird sogar völlig auf eine Ruhigstellung verzichtet. Ohne Zweifel heilen operierte Kreuzbänder heute nicht schneller als vor 15 Jahren, doch hat sich die Vorstellung durchgesetzt, daß die Vorteile der frühfunktionellen Nachbehandlung die Risiken dieser Methode überwiegen. Die Nachteile und Folgen von Immobilisationen für Gelenke, Knorpelstrukturen, Bänder und Muskeln wurden in Kapitel I S. 16 ausführlich dargestellt. Die Risiken der frühfunktionellen Behandlung liegen zum einen in der Unvernunft der Patienten, die durch unvorsichtiges eigenmächtiges Vorgehen den Erfolg der ärztlichen Versorgung und der rehabilitativen Nachbehandlung gefährden. Zum anderen ist die Gefahr in der frühfunktionellen Therapie gegeben, daß statt wünschenswerter biopositiver Belastung, die zur Aktivierung der Selbstheilungskräfte beitragen soll, bionegativer Streß erzeugt wird, dem die verletzten Strukturen noch nicht gewachsen sind. Die krankengymnastische Therapie ist diffiziler geworden, es müssen grundlegende Kenntnisse über die Wirkung von Belastung und Trainingsreizen vorhanden sein – im Sinne einer krankheitsbildbezogenen modifizierten Trainingslehre.

In der praktischen frühfunktionellen Rehabilitation ist die ärztliche Diagnose bzw. das Krankheitsbild wichtigstes Kriterium bei der Auswahl der Festlegung des Vorgehens. Die diagnosebedingten Richtlinien bestimmen die eingesetzten Übungen und die angewendete Methodik. Oft kann in diesen frühen Behandlungsphasen nur indirekt auf die Lokalisation der Verletzung oder Operation eingewirkt werden. Die Verbesserung bestimmter motorischer Grundeigenschaften kann nur in den ärztlich freigegebenen Spielräumen angestrebt werden. Existiert beispielsweise nach einer Knochenspanimplantation an der Schulter nach habitueller Schulterluxation die Auflage Rotationen und Flexionsbewegungen nur bis zu einem bestimmten Ausmaß zu üben, muß diese Priorität anerkannt werden, auch wenn dadurch Flexibilitätsdefizite entstehen.

Nach Operationen und bei objektiv kontrollierbaren Heilungsvorgängen (z. B. Frakturen) sind diese Auflagen für die frühfunktionelle Rehabilitation normalerweise sehr eindeutig und für den Therapeuten und den Patienten leicht nachzuvollziehen. Etwas schwieriger wird das Vorgehen nach Weichteilverletzungen, deren Heilungsprozeß oft subjektiven Einflüssen unterworfen ist. Nach einer Teilruptur der hinteren Oberschenkelmuskulatur bei einem Fußballspieler nutzt die pauschale Verordnung einer 3wöchigen Trainingspause nicht viel. Im Gegensatz zur Röntgendiagnostik nach Frakturen hat in diesen Fällen selbst die beste sonographische Untersuchung nur begrenzten Aussagewert über die funktionelle Belastungs- und Einsatzfähigkeit der verletzten Strukturen. Auch in diesem Bereich der Weichteilverletzungen kommt der frühfunktionellen Behandlung größte Bedeutung zu. Der Umfang und die Intensität der Belastungen wird von erfahrenen Therapeuten mit dem Arzt festgelegt. Ob zusätzlich funktionelle Verbände, Kurzimmobilisationen, Injektionstherapie oder physikalische Therapie anzusetzen sind, wird vom Arzt analog der individuellen Situation entschieden.

Im Rahmen der Osteosynthesebehandlung kommt in der Phase der Übungsstabilität der therapeutischen Grifftechnik große Bedeutung zu. Die wesentlichen Grundsätze sind allgemein bekannt: Durch die vom Therapeuten eingesetzten Behandlungsreize darf keine negative Wirkung für den Läsionsbereich ausgehen. Proximal der Läsion kann den Behandlungszielen entsprechend (z. B. Kraftausdauerschulung) adäquater Widerstand gesetzt werden, distal nicht belastungsstabiler Verletzungszonen werden die Griffe sichernd und stabilisierend eingesetzt und bestenfalls Führungswiderstand gegeben.

Oft ist die direkte Integration der betroffenen Region in das rehabilitative Training in der ersten Phase der frühfunktionellen Behandlung untersagt oder nur in sehr beschränktem Ausmaß möglich. In diesen Fällen kommt dem Üben in funktionellen Muskelketten, dem Prinzip des »overflow« und dem kontralateralen Transfer besondere Bedeutung zu. Ein knieoperierter Patient mit der Auflage, das Kniegelenk nur im Bereich von 0–30–60 Winkelgraden zu bewegen, was einem Minimal-Gelenkspiel von 30 Winkelgraden entspricht, wird den größten Teil seines frühfunktionellen Trainings der Muskulatur des Kniegelenkes in statischer Form absolvieren. Gegen manuelle Widerstände, Gewichtsmanschetten oder an Zugapparaten bzw. Kraftmaschinen trainiert dieser Patient mit in 30 bis 40 Winkelgradstellung statisch stabilisiertem Kniegelenk dynamisch in die Hüftextension, -abduktion, -adduktion und eventuell in die Hüftflexion. Die dynamischen Übungen für die Hüftmuskulatur unterstützen über das »overflow«-Prinzip der weiterlaufenden Innervation die statische Stabilisationsarbeit der knieumfassenden Muskulatur. Im Rahmen des frühfunktionellen Krafttrainings kommt in diesem Beispiel dem hier erwähnten Verfahren eine große Bedeutung zu. Nach unserer Auffassung ist eine Bewegungsamplitude von lediglich 30 Winkelgraden nicht ausreichend, um ein sinnvolles dynamisches Muskeltraining für die Kniebeugemuskulatur zu absolvieren. Natürlich wird der freigegebene Bewegungsspielraum dynamisch geübt, aber nicht primär mit der Vorstellung damit einen objektiven Muskelaufbau der Knieflexoren zu erreichen, sondern um die Gelenkflexibilität und die Innervationsfähigkeit der Muskulatur zu erhalten.

Im allgemeinen kommt dem statischen Muskeltraining in der frühfunktionellen Behandlung eine größere Rolle zu als den dynamischen Methoden. Die statische Kontrolle, die Stabilisation der betroffenen Gelenke und Körperregionen, steht zumindest in diesem Rehabilitationsabschnitt vor der dynamischen Bewegungsfreiheit. In den Nachbarregionen ist dagegen dynamisches Kraftausdauer- und Maximalkrafttraining unbedingt angezeigt.

Als *kontralateraler Transfer* oder *Crossing-Effekt* wird die Wirkung beschrieben, die durch eine Trainingsbelastung auf die zu übenden Strukturen der kontralateralen Seite erzielt wird. Für die Krankengymnastik ist der kontralaterale Transfer interessant, damit zum Beispiel immobilisierte Körperabschnitte durch Belastungen, die auf der kontralateralen gesunden Seite gesetzt werden, trainingsmäßig gezielt beeinflußt werden können.

Im Koordinationstraining existiert der kontralaterale Transfer objektiv. Bewegungsmuster werden zentral gebahnt. Diese zentrale Bahnung beschränkt sich nicht nur auf die tatsächlich übenden Strukturen, sondern verbessert nachgewiesenermaßen auch die kontralaterale Seite, wie Untersuchungen mit Koordinationstraining an der Hand belegen. Die bei unserem oben aufgeführten Beispiel des operierten Kniepatienten eingesetzten Übungen (operiertes Bein als hüftdynamisches-kniestabilisiertes Zugbein, gesundes Bein als vollständig stabilisiertes Standbein) sind deshalb auch unter dem Aspekt des kontralateralen Transfers wertvoll, da das Prinzip des Crossing-Effektes die Stabilisationsfähigkeit von der gesunden Standbeinseite auf die noch nicht belastungsfähige operierte Seite transferiert. Somit fällt es dem Patienten in der Phase der Belastbarkeit wesentlich leichter, die korrekte Standbeinstabilisation auch auf der operierten Seite zu erreichen.

Im Ausdauertraining kommt es, sofern mindestens ⅓ der Gesamtmuskelmasse eingesetzt wird, über die Verbesserung der kardiopulmonalen Leistungsfähigkeit zu einer globalen Steigerung der aeroben Energiegewinnungsmechanismen. Diese generelle Verbesserung der Belastungsverträglichkeit und der Regenerationsfähigkeit ist allerdings nicht als klassischer kontralateraler Transfer zu bezeichnen.

Nach Auswertung maßgeblicher Publikationen schließen wir uns der vorherrschenden Meinung an, daß im Krafttraining, insbesondere im Maximalkrafttraining, kein gezielter kontralateraler Transfer möglich ist. Die unkontrollierte reflektorische Mit-Innervation von kontralateraler Muskulatur, die mitunter beobachtet werden kann, wird nicht als objektiver kontralateraler Transfer zur Verbesserung der Kraftverhältnisse anerkannt. Die im rehabilitativen Sektor durchaus erreichten Kraftsteigerungen durch sogenanntes kontralaterales Training sind unserer Meinung eher durch koordinative Lernprozesse oder durch Ausdauertraining bedingte Einflüsse zu erklären.

Die praktische Arbeit mit (teil-)immobilisierten Patienten während der frühfunktionellen Behandlungsperiode muß so strukturiert werden, daß über gezieltes Koordinationstraining mit den nicht ruhiggestellten Strukturen über den kontralateralen Transfer bzw. über das Prinzip des »overflow« tatsächliche Verbesserungen der Koordination der immobilisierten oder nicht belastungsstabilen Körperabschnitte erreicht werden.

Zu große Erwartungen dürfen aber nicht an die Wirkung des kontralateralen Transfers gerichtet werden. Posttraumatische Probleme, Schmerzen, Flexibilitätsdefizite, koordinative Probleme, hemmen oder verhindern häufig die reibungslose Übertragung von koordinativen Trainingsreizen.

Rehabilitatives Krafttraining als Kompensation von Hypermobilität und Instabilität

Bei konservativem Vorgehen ist Muskelaufbautraining das wichtigste Verfahren, um Hypermobilität und Instabilität zu kompensieren. Der krankengymnastische Befund deckt nicht selten Hypomobilitäten und Flexibilitätseinschränkungen im muskulären Bereich auf, die pathologische Hypermobilität begünstigen. Manifeste Hypomobilität im Brustwirbelsäulen-Bereich provoziert zwangsläufig kompensatorische Hyperflexibilität in den kranialen und kaudalen Wirbelsäulenabschnitten. Unphysiologische Hohlkreuzbildung läßt sich nicht nur durch ein gezieltes Rumpfmuskeltraining mit Schwerpunkt der Bauchmuskulatur beeinflussen. Vielmehr müssen bestehende Hypomobilitäten im Bereich der Brustwirbelsäule und eventuelle Muskelverkürzungen im Becken-Beinbereich behandelt werden, damit die Trainingsreize des rehabilitativen Muskelaufbautrainings ihre optimale Entfaltung finden.

Instabilitäten der Extremitätengelenke können sinnvollerweise ebenfalls langfristig nur durch muskuläre Kompensation positiv beeinflußt werden. Schienen- und Orthesenversorgung, Bandagen und funktionelle Tapeverbände können kurzfristig stabilisierend wirken, sind auch als Ergänzung und Unterstützung der körpereigenen Muskulatur oft indiziert, sie ersetzen aber niemals die Autostabilisation durch eigene muskuläre und koordinative Kapazität. Neuere Trends in der Behandlung von Ligamentverletzungen des Kniegelenkes zeigen die Möglichkeiten der Kompensation der insuffizienten Bandstruktur durch gezieltes, konsequentes Muskelaufbautraining. Beispiele aus dem Hochleistungssport zeigen, daß bei ausreichender koordinativer Sicherheit und Muskelkraft selbst höchste Belastungen toleriert werden, obgleich objektive Instabilitäten existieren. Ob bei konservativer Behandlung von Hypermobilitäten des kapsulären und ligamentären Halteapparates längerfristig größere Risiken bestehen als bei operativer Therapie, ist noch nicht endgültig geklärt. Den Gefahren der Arthroseentstehung, der Überlastung der noch intakten Halte- und Stützstrukturen, der Gelenkreizung und der Notwendigkeit der ständigen konsequenten Muskelpflege, stehen bei operativem Vorgehen das Operationsrisiko und alle negativen Begleiterscheinungen von operativen Maßnahmen einschließlich der postoperativen Behandlung mit eventueller Immobilisation und anschließender langwieriger Remobilisation entgegen. Beide Therapieverfahren haben ihre Vor- und Nachteile. Unsere Erfahrungen in der konservativen Behandlung von Instabilitäten mit Hilfe aktiver krankengymnastischer Verfahren und rehabilitativem Krafttraining sind aber insgesamt positiv. Der Wert dieses Vorgehens ist im Zuge der fortschreitenden Entwicklung der operationstechnischen Verfahren oft unterschätzt worden.

Die Behandlung von schmerzbedingten Hypomobilitäten der Extremitätengelenke und der Wirbelsäule stellt den Patienten und die Behandler vor häufig schwierige Aufgaben. Es gilt als erwiesen, daß Muskeltraining unter Schmerz keine Effktivität hat. Provoziert das Muskelaufbautraining oder die krankengymnastische Behandlung zum Beispiel bei Kniepatienten starke retropatellare Schmerzen, so wird kein Kraftzuwachs erzielt. Rückenschmerzen bei Bewegungen lassen lediglich den Versuch von statischen Muskelübungen zu, Ruheschmerzen sind überhaupt eine Kontraindikation von rehabilitativem

Muskeltraining. Das erste Kriterium in der Behandlung von Schmerzpatienten ist die Beseitigung der Schmerzen. Die Suche nach der Schmerzursache ist im wesentlichen die Aufgabe des Arztes. Ein exakter krankengymnastischer Befund kann dem Arzt aber mitunter eine gute Hilfe in seinem diagnostischem Vorgehen sein.

Erst wenn durch ärztliche und physiotherapeutische Maßnahmen Schmerzfreiheit erzielt worden ist, kann mit dem rehabilitativem Muskeltraining begonnen werden. Muskeltraining in der Phase der sogenannten Schmerzarmut, ein Zustand der relativ verringerten Schmerzen oder der lediglich sporadisch tolerabel auftretenden Schmerzen, ist nur als ein Therapieversuch zu sehen. Behandlungsversuche unter diesen Umständen können den Kreislauf »Schmerz → Schonung → Dysfunktion → Instabilität → Schmerz« unter Umständen durchbrechen. Sie können aber auch zu einer Verstärkung der Schmerzsymptomatik durch Uberlastung und zusätzlich bionegativen Reizsetzung führen.

In diesem Zusammenhang sei nochmals auf die Wirkung von gezieltem Koordinationstraining hingewiesen. Die im Regelfall belastungsärmeren Koordinationsübungen tragen in einem nicht zu unterschätzenden Maße zur Stabilisation und zur Kompensation von Instabilitäten bei. Läßt sich aus schmerzbedingten Gründen kein optimales Rumpfmuskeltraining bei einem Patienten mit hypermobiler Wirbelsäule durchführen, so kann mit der konsequenten Koordinationsschulung in Form von Rücken-, Bein- und Beckenübungen zumindest ein Teilerfolg und eine Erleichterung der Alltagsbelastungen erzielt werden. Die Ausgangsstellung der Übungen kann während der Behandlung so gewählt werden, daß nahezu Schmerzfreiheit gewährleistet ist. Ähnliches gilt in der Behandlung der schmerzhaften Chondropathia patellae oder von Arthrosen. Mitunter führt auch der Einsatz zunächst rein statischen Trainings oder von Übungen, die zwar dynamisch über Nachbargelenke laufen, aber die schmerzhafte Gelenkeinheit statisch stabilisieren, mittel- und langfristig dazu, daß auch in der betroffenen Region wieder dynamische Belastungen konzentrischer und exzentrischer Art toleriert werden. Overflow-Training sei in diesem Zusammenhang erwähnt, obwohl wir dieser wenig objektivierbaren Methode etwas skeptisch gegenüberstehen. Zur Reinnervation einer koordinativ bedingten Innervationsstörung kann das Overflow-Prinzip aber eine günstige Wirkung haben.

Krafttraining zur Kompensation von Hypermobilitäten und Instabilitäten muß sowohl segmentales als auch funktionelles Training im Sinne der physiologischen Muskelketten beinhalten. Segmentales Training bedeutet für uns z. B. bei einem Patienten mit einer nicht operierten hinteren Kreuzbandläsion, daß isoliertes Kompensationstraining schwerpunktmäßig für die Knieextensoren durchgeführt wird, da sie die wichtigsten aktiven muskulären Synergisten des hinteren Kreuzbandes sind. Funktionelles Training bedeutet die Beanspruchung der gesamten Beinmuskulatur im koordinativ-physiologischen Zusammenhang mit der Becken- und Rumpfmuskulatur. Ein Wirbelsäulenpatient wird segmental im hypermobilen Wirbelsäulenabschnitt stabilisiert und funktionell mit dynamischen und statischen Ganzkörperübungen in alltagsrelevanten Ausgangsstellungen trainiert. Die enge Verzahnung von Muskelaufbautraining und Koordinationsschulung wird durch diese Beispiele deutlich.

Trainings- und Testverfahren an iso- kinetischen Systemen

Isokinetische Trainingsverfahren

Das Prinzip des isokinetischen Trainings an elektronisch gesteuerten Systemen beruht auf der gleichförmigen Bewegung, deren Bewegungsgeschwindigkeit vorgegeben ist. Ist die gewählte Bewegungsgeschwindigkeit, die in Winkelgraden pro Sekunde ausgedrückt wird, erreicht, produziert das Gerät einen Widerstand, der sich proportional zur Kraft, die der Patient einsetzt, akkommodiert. Schnelleres Bewegen als die vorgegebene Bewegungsgeschwindigkeit ist nicht möglich. Der elektronisch gesteuerte Widerstand paßt sich sofort dem höheren Krafteinsatz des Patienten an, das Bewegungstempo bleibt konstant.

Umgekehrt gilt, wird die gewählte Bewegungsgeschwindigkeit nicht erreicht, d. h. arbeitet der Patient langsamer als gefordert, bleibt der Widerstand aus. Das Prinzip der Akkommodation des Widerstandes bei gleichbleibender Bewegungsgeschwindigkeit bietet vor allem in der Rehabilitation bei reduzierter Leistungsfähigkeit einer Gelenkeinheit schonende und doch effektive Therapie. Belastungsspitzen durch unkontrollierte Beschleunigungen werden vermieden, die Widerstände passen sich über die gesamte Bewegungsbahn ständig den aktuellen, individuellen Möglichkeiten an. Ein weiterer Vorteil des Einsatzes isokinetischer Systeme ist das Prinzip der Bewegungsumkehr, wie wir es auch aus der PNF-Methode kennen. Im Gegensatz zu herkömmlichen Kraftmaschinen, freien Gewichten und Zugapparaten, die lediglich die agonistische Muskulatur konzentrisch-exzentrisch belasten, ist an isokinetischen Trainingssystemen die Möglichkeit ausschließlich konzentrischer Bewegungen gegeben (Abb. 25). Damit wird die intermuskuläre Koordination innerhalb des agonistisch-antagonistischen Umschaltevorganges verbessert. Außerdem ist die exzentrische Muskelarbeit eliminiert, die häufig in der Frührehabilitation oder bei Knorpelschäden kontraindiziert ist.

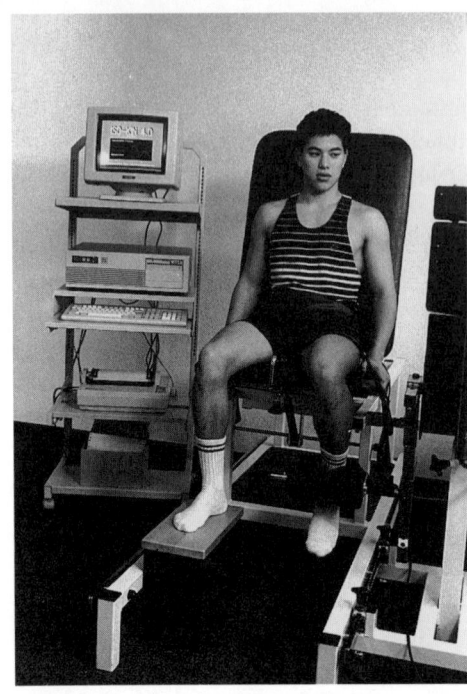

Abb. 25: Eine Isokinetik-Station des Typs AKRON.

Isokinetische Trainingssysteme bieten außerdem über die Limitierung der Bewegungsbahn die Möglichkeit, einzelne Abschnitte gezielt zu üben oder durch Begrenzung der Bewegungen aktive und passive Strukturen einer Gelenkeinheit nur innerhalb eines limitierten Bewegungsspielraumes zu belasten. Bei einem Patienten mit schmerzhafter Chondropathia patellae läßt sich isokinetisches Training so in das Behandlungskonzept integrieren, daß nur im schmerzfreien Bereich (z. B. 0-0-60 Winkelgrade) mit höheren und damit kompressionsärmeren Bewegungsgeschwindigkeiten und Krafteinsatzvorgabe gearbeitet wird.

An isokinetischen Systemen kann normalerweise in allen einstellbaren Bewegungsgeschwindigkeiten mit vom Patienten frei wählbarem Krafteinsatz geübt werden. Der Krafteinsatz des Patienten und die damit verbundene Spannungsentwicklung in der eingesetzten Muskulatur kann aber auf verschiedene Arten gesteuert werden. Je geringer die vorgegebene Bewegungsgeschwindigkeit ist, desto längere Kontraktionen mit höherer Spannungsentwicklung sind möglich. Umgekehrt sind bei höheren Geschwindigkeiten naturgemäß kürzere Kontraktionszeiten und entsprechend geringere Spannungsentwicklungen zu erwarten. Übt ein Patient mit einer limitierten Bewegungsgeschwindigkeit von 60 Winkelgraden pro Sekunde, wird eine wesentlich höhere Spannungsentwicklung innerhalb der agonistischen Muskulatur erzielt als mit dem schnelleren Bewegen bei 180 Winkelgraden pro Sekunde.

Bei den meisten isokinetischen Systemen ist es möglich, den Krafteinsatz des Patienten über eine optische Anzeige vorzugeben (Abb. 26). Hat ein Patient im Rahmen einer Kraftanalyse mit der Bewegungsgeschwindigkeit von 60 Winkelgraden pro Sekunde einen Absolutwert von 100 Nm für die Knieextensoren erreicht, läßt sich bei gleicher Bewegungsgeschwindigkeit im Training ohne weiteres eine mittlere (ca. 60 bis 70 Nm) oder submaximale (70 bis 90 Nm) Belastung durch die entsprechende Krafteinsatzvorgabe erreichen.

Nach den Erfahrungen, die wir im Einsatz mit isokinetischen Trainingssystemen und -verfahren in den letzten Jahren sammeln konnten, liegt der Wert des isokinetischen Trainings insbesondere auf dem Gebiet des Muskelaufbaus isolierter Muskelgruppen. Es wird beispielsweise während des krankengymnastischen Befundes festgestellt, daß innerhalb der funktionellen Extensorenkette des Beines (Wadenmuskulatur, Knieextensoren, Hüftextensoren) insbesondere die Quadrizepsmuskulatur abgeschwächt und atrophiert ist. Aufsteigeübungen auf kleinere Stufen sind dennoch möglich, da die stärkeren Glieder der Muskelkette, vor allem die ischiokrurale Gruppe und die Gesäßmuskulatur, die Schwäche des Quadrizeps kompensieren. Absteigeübungen, Trepp-ab-Gehen und bestimmte funktionelle Stabilisations- und Reaktionsübungen dokumentieren jedoch eindeutig die Dysfunktion der Kniestreckmuskulatur, da hier die Kompensationsfähigkeit über stärkere Glieder der Muskelkette geringer ist. Ein isoliertes Muskelaufbautraining der Knieextensoren und die

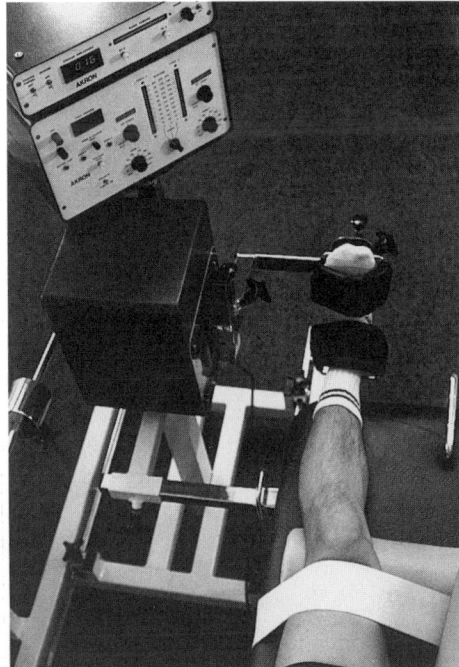

Abb. 26: Über das Steuerpult an Isokinetik-Stationen ist auch Training ohne zu Hilfenahme von Computerprogrammen möglich.

Wiederherstellung des physiologischen Muskelgleichgewichtes zwischen den Knieextensoren und den Knieflexoren ist notwendig. Der Einsatz von isokinetischen Trainingsverfahren realisiert diese Behandlungsziele weitaus schneller unter objektiver Steuerung und Kontrolle als manuelle Krankengymnastik oder das Training an herkömmlichen Trainingsapparaten. Sind die objektiv nachgewiesenen Kraftdefizite der Kniestreckmuskulatur ausgeglichen, so ist der Patient in der Lage, die Inhalte der nun notwendigen Koordinationsschulung schneller, ausdauernder und technisch korrekt durchzuführen. Dieses Koordinationstraining beinhaltet im wesentlichen funktionelle alltagsbezo-

Abb. 27 und 28: Über Computerprogramme können mit Soll-Kurvenvorgabe das Training des Patienten exakt gesteuert und die Behandlungsresultate dokumentiert werden.

Abb. 27

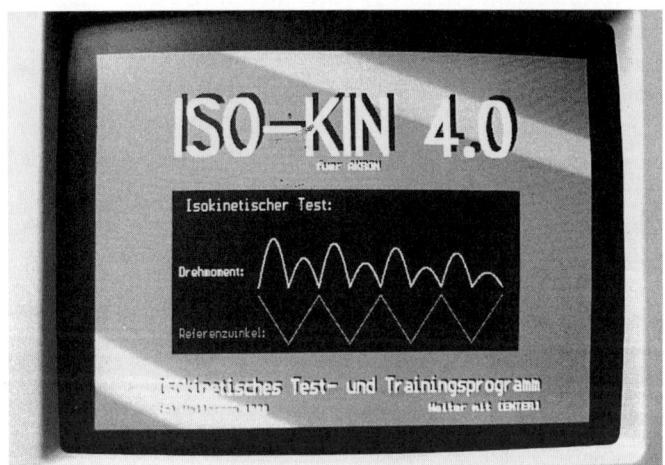

Abb. 28

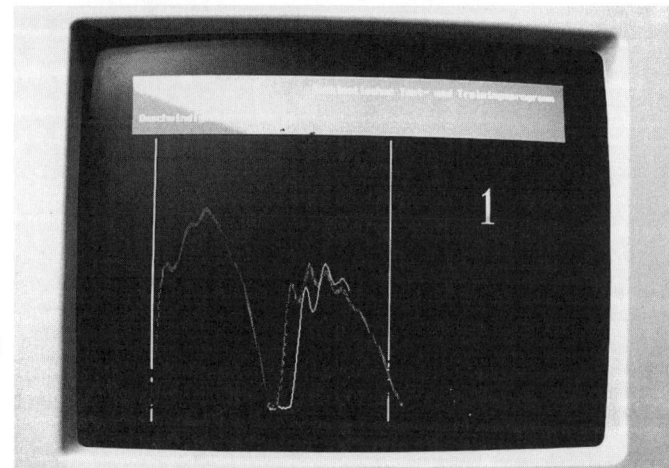

gene Stabilisations- und Reaktionsübungen, die als Ganzkörperübungen mit Betonung der unteren Extremität angeboten werden.

Isokinetiktraining hat einen besonderen Stellenwert in der Behandlung von Muskelungleichgewichten. Im Bereich der Unterschenkelmuskulatur wird z. B. häufig ein kraftmäßiges Übergewicht der Plantarflexoren und eine relative Unterentwicklung der Dorsalextensoren festgestellt. Die daraus resultierenden Probleme in der muskulären Führung und Stabilisation des Sprunggelenkes können relativ rasch unter Einsatz isokinetischer Trainingsverfahren gemindert werden.

Isokinetisches Training ist ein wichtiges Element des Muskelaufbautrainings in der Rehabilitation. Muskuläre Schwachpunkte einzelner Gelenke, isolierte Elemente einer Muskelschlinge können gezielt geübt werden. Somit wird die Basis für das notwendige komplexe Training alltags- und gebrauchsspezifischer Bewegungen geschaffen (Abb. 27 und 28).

Isokinetische Testverfahren

Isokinetische, computergesteuerte Kraftanalysen sind in der Lage, Drehmomente in jeder beliebigen Gelenkstellung und in jeder vom Gerät vorgegebenen Bewegungsgeschwindigkeit zu registrieren. Zusätzlich werden zahlreiche weitere Faktoren gemessen (Arbeit, Leistung, explosive Arbeit, Bewegungsbereich usw.). Diese Werte können grafisch aufbereitet und im Seitenvergleich oder in der Agonisten-Antagonistenrelation untersucht werden. Über die Darstellung der Bewegungen in Form einer Bewegungskurve können die Kraftentwicklung und das Kraftverhalten über die gesamte getestete Bewegungsbahn objektiv beurteilt und mit dem Kurvenverlauf der gesunden, nicht verletzten Seite bzw. Normkurven verglichen werden (Abb. 29 bis 32).

Isokinetische Muskelanalysen sind nützlich, um isolierte Schwachzonen und Kraftdefizite aufzuzeigen und deren Ausprägung objektiv zu dokumentieren. Rückschlüsse auf das Bewegungsverhalten beim komplexen Einsatz der gesamten Funktionseinheit bzw. Muskelkette lassen sich allerdings nur bedingt ziehen.

Bei aller Objektivität der Darstellung der gemessenen und registrierten Werte stellt sich bei isokinetischen Kraftanalysen das Problem der Motivation des Probanden. Beim Test muß der Patient 100% der augenblicklich möglichen individuellen Leistungsfähigkeit einsetzen. Eventuelle Motivationsdefizite verwässern und verfälschen die Ergebnisse. In einer kurzen Übersicht werden verschiedene wichtige Testparameter erläutert.

rehagym – Studio für rehabilitatives
und präventives Training
Wichernstr. 2
7500 Karlsruhe 21
Tel. 07 21/55 80 83

Patient:	Herr M.		23. 2. 1989
geb. am:	19. 2. 1958		
Körpergewicht:	90 kg		
Körpergröße:	177 cm		
Kostenträger:	X		
Überweisung durch:	Y		

AKRON
Kniegelenk Ext/Flex
Geschwindigkeit: 60 °/s,
5 Repetitionen

rechte Seite betroffen
nicht schwerkraftkorrigiert

	rechts	links	betroffen/gesund
Drehmoment max Ext:	63.5 Nm	138.5 Nm	45.9%
Drehmoment max ∅ Ext:	60.8 Nm	118.4 Nm	51.4%
Winkel ∅ dabei:	19.5°	50,3°	
Drehmoment max Flex:	59.3 Nm	75.2 Nm	78.9%
Drehmoment max ∅ Flex:	53.9 Nm	71.7 Nm	75.1%
Winkel ∅ dabei:	20.5°	17.6°	
Arbeit ∅ Ext:	48.8 J	117.8 J	41.5%
Arbeit ∅ Flex:	46.3 J	76.3 J	60.7%
Explosive Arbeit ∅ Ext:	1.7 J	6.2 J	27.8%
Explosive Arbeit ∅ Flex:	0.2 J	4.1 J	5.3%
Leistung ∅ Ext:	40.8 W	78.9 W	51.7%
Leistung ∅ Flex:	33.5 W	48.2 W	69.5%
Drehmoment max ∅ Ext/Gewicht:	0.7 Nm/kg	1.3 Nm/kg	51.4%
Drehmoment max ∅ Flex/Gewicht:	0.6 Nm/kg	0.8 Nm/kg	75.1%
Drehmoment max ∅ Flex/Ext:	88.6%	60.6%	
Arbeit ∅ Ext/Gewicht:	0.5 J/kg	1.3 J/kg	41.5%
Arbeit ∅ Flex/Gewicht:	0.5 J/kg	0.8 J/kg	60.7%
Arbeit ∅ Flex/Ext:	94.8%	64.8%	
Leistung ∅ Ext/Gewicht:	0.5 W/kg	0.9 W/kg	51.7%
Leistung ∅ Flex/Gewicht:	0.4 W/kg	0.5 W/kg	69,5%
Leistung ∅ Flex/Ext:	82.1%	61.1%	
Abfall Drehmomentmaxima Ext:	0.5 Nm/s	-1.6 Nm/s	
Abfall Drehmomentmaxima Flex:	-0.8 Nm/s	0.1 Nm/s	
Anpaßgenauigkeit Ext:	93.7%	60.3%	
Anpaßgenauigkeit Flex:	78.0%	13.4%	
Bewegungsbereich:	71.1°	98.8°	71.9%

Abb. 29

Abb. 29 bis 32: Diese Abbildungen zeigen die computergestützte Muskelkraftanalyse der kniebezogenen Muskulatur eines 31jährigen Mannes mit schwerem retropatellarem Knorpelschaden des rechten Kniegelenkes. Die Testwerte wurden aus fünf maximalen Extensions- und Flexionsbewegungen beider Kniegelenke bei vorgegebener isokinetischer Geschwindigkeit von 60° Winkelgrade/sec gezogen.

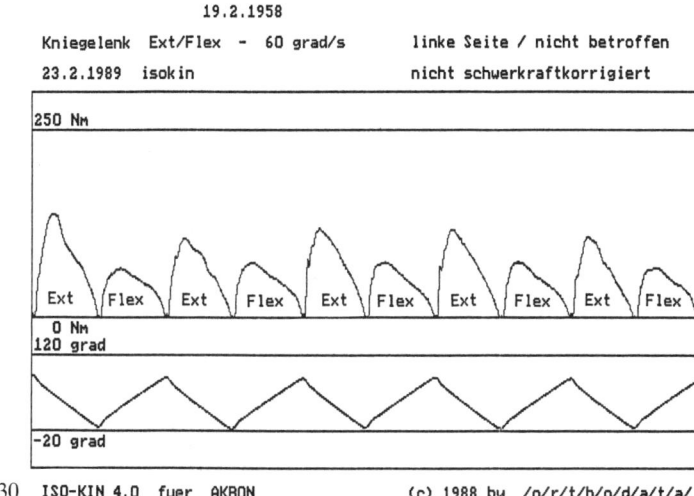

Abb. 30

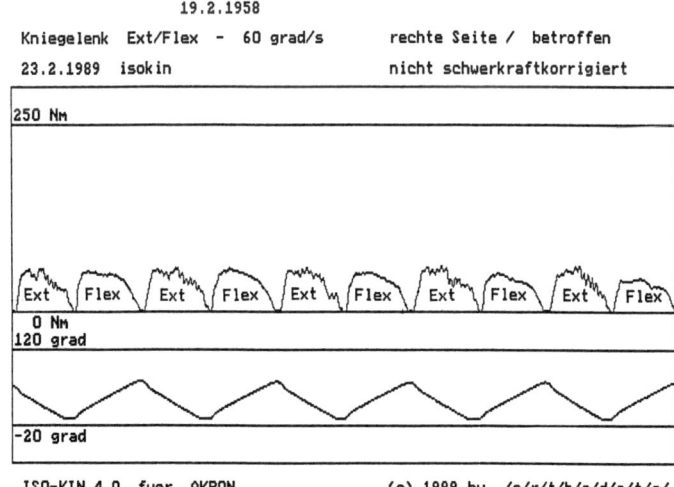

Abb. 31

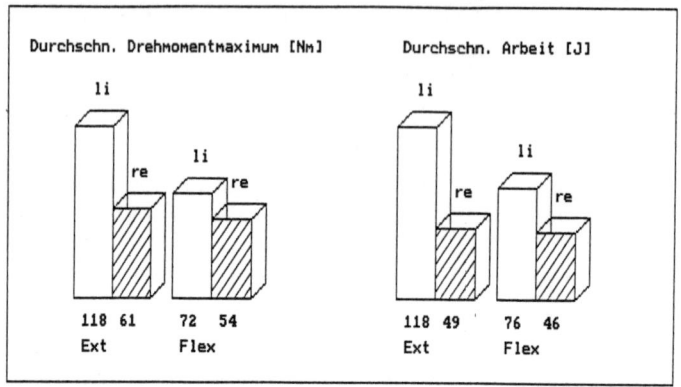

```
          19.2.1958
Kniegelenk  Ext/Flex  -  60 grad/s        rechte Seite betroffen
23.2.1989   isokin                        nicht schwerkraftkorrigiert


  Durchschn. Drehmomentmaximum [Nm]        Durchschn. Arbeit [J]

        li                                      li
                      li                                      li
              re            re                        re            re


        118  61      72  54                   118  49      76  46
        Ext          Flex                     Ext          Flex


  ISO-KIN 4.0  fuer  AKRON                  (c) 1988 by  /o/r/t/h/o/d/a/t/a/
```

Abb. 32

Testauswertung

Im Vergleich zur graphischen Darstellung der Bewegungen der nicht betroffenen linken Seite zeigt der Kurvenverlauf auf der rechten Seite eine erhebliche Reduzierung der Kurvenfläche (Arbeit) sowohl der Extensoren (41.5% der Werte der nicht betroffenen Seite) als auch der Flexoren (60.7%).

Die plateauartige Veränderung der Extensorenkurve der linken Seite ist deutlich und zieht die Verminderung der durchschnittlichen Drehmoment-Spitzenwerte auf 51.4% (Extensoren) und 75.1% (Flexoren) der nicht betroffenen Seite mit sich. Auffallend bei der graphischen Darstellung der rechten Extensorenkurve ist das starke Muskelzittern und die Krafteinbrüche während des Streckvorganges. Der durchschnittliche Drehmoment-Spitzenwert wird auf der rechten Seite bei ca. 20° (Neutral-Null-Methode) erreicht, ein Hinweis auf mangelhafte Druck- und Belastungstoleranz im normalen Bereich, in dem üblicherweise die Spitzenwerte erzielt werden.

Die unzureichende Relation der Extensorendrehmomente bezüglich des Körpergewichtes (nur 0.7 Nm/kg bei anzustrebenden 1.5 Nm/kg) und der Antagonisten (Extensoren-Flexorenrelation 100:88) ist in der Computerauswertung dokumentiert.

Obwohl das betroffene Kniegelenk bis auf endgradige Einschränkungen frei beweglich ist, bringt der Patient während des Testes lediglich 71.9% des Bewegungsbereiches der nicht betroffenen linken Seite, ein Zeichen unbewußter Schonung, denn der Patient gab subjektiv Schmerzfreiheit während des Testvorganges an.

98

Bewegungsgeschwindigkeit

Die in der Kraftanalyse eingesetzten Bewegungsgeschwindigkeiten werden in Abhängigkeit zum getesteten Gelenk gewählt. Beim Kniegelenk mit einer relativ großen Bewegungsamplitude haben sich im Rahmen der muskulären Rehabilitation die Geschwindigkeiten 60 Winkelgrade/sec und 180 Winkelgrade/sec bewährt. Mit dem Bewegungstempo 60 Winkelgrade/sec wird eine lange Kontraktionszeit mit hoher Spannungsentwicklung erzielt. In der Regel werden für diesen (Maximal-)Krafttest 5 Wiederholungen mit agonistischer und antagonistischer Muskelarbeit angesetzt. Mit 15 Repetitionen wird die Bewegungsgeschwindigkeit 180 Winkelgrade/sec getestet. Die hohen Geschwindigkeiten dieser auch Kraftausdauertest genannten Prüfung lassen keine langen Kontraktionszeiten und deshalb nur verringerte Spannungsentwicklung zu.

Gelenke mit kleinerer physiologischer Bewegungsamplitude wie z. B. das Sprung- oder Handgelenk müssen mit geringeren Geschwindigkeiten getestet werden. Am Sprunggelenk testen wir in der Regel mit 30 Winkelgraden/sec (Maximalkraft) und 90 Winkelgraden/sec bzw. 120 Winkelgraden/sec (Kraftausdauer).

Grundsätzlich lassen sich natürlich sämtliche vom isokinetischen System provozierbaren Geschwindigkeiten testen. Durch eine solche umfassende Testung erhält man ein lückenloses Geschwindigkeits-Kraftprofil. Die Notwendigkeit einer derartigen zeitintensiven Analyse ergibt sich im Einzelfall.

Die Überprüfung des Kraftverhaltens bei 2 bis maximal 3 funktionellen Bewegungsgeschwindigkeiten reicht aber im allgemeinen vollkommen aus, um notwendige Veränderungen in der Trainingsstruktur und den Trainingsinhalten des Muskelaufbautrainings vorzunehmen bzw. noch bestehende Defizite oder bereits erreichte Verbesserungen zu dokumentieren.

Drehmoment

Das Drehmoment (M) ist das Produkt aus der an einem starren Körper im Abstand (L) von seinem Drehpunkt angreifenden Kraft (F). M wird ausgedrückt in Newtonmeter (Nm), L entspricht dem Hebelarm in Meter (m). Beträgt die Hebelarmlänge beim Isokinetiktraining des Kniegelenks zum Beispiel 0,4 m (Abstand Drehpunkt Kniegelenk bis zum Punkt der angreifenden Kraft am Unterschenkel) und erreicht der Patient ein maximales Drehmoment von 100 Nm, so ergibt sich nach der Umrechungsformel $F = \dfrac{M}{L}$ eine Kraft von 250 Newton (Nach der früheren Meßeinheit Kilopond entspricht dies etwa 25 Kp).

Im Rahmen statischer Drehmomentmessungen läßt sich für jede beliebige Gelenkwinkelposition das Drehmoment messen. Bei dynamischen Drehmomentmessungen bieten die isokinetischen Testverfahren die Möglichkeit, über die produzierten Bewegungskurven einen exakten, objektiven Überblick über die Kraftentwicklung während des gesamten Bewegungsablaufes zu erhalten. Aufgrund der bei dynamischen Bewegungen sich ständig verändernden Last- und Kraftarmverhältnisse werden auf dem Bewegungsweg in jeder Gelenkwinkelposition unterschiedliche Drehmomente erzielt. Das maximale Drehmoment für die Knieextensoren wird beispielsweise bei gesunden, schmerzfreien Verhältnissen immer im Bereich zwischen 40 und 60 Winkelgraden zu finden sein. Abweichungen von dieser Regel deuten auf krankheits- oder schmerzbedingte Prozesse hin, die eine maximale Kraftentwicklung in dem physiologischen normalen Gelenkbereich verhindern.

Bei schmerzhaften retropatellaren Chondropathien wird das maximale Drehmoment in den meisten Fällen in dem Bereich unter 40 Winkelgraden liegen, da mit zunehmender Knieextension die schmerzhafte retropatellare Kompression nachläßt und somit eine höhere Kraftentwicklung möglich ist. Der tatsächliche Verlauf der Drehmomententwicklung wird in den grafischen Darstellungen der Drehmomentkurven dokumentiert. Damit können Differenzen zur gesunden Seite und zur Normkurve festgestellt werden. Eventuelle Problemzonen mit Drehmomenteinbrüchen oder sogenanntem Muskelzittern können exakt geortet werden und, sofern Schmerzfreiheit besteht, durch spezielles Betonen dieser schwachen Bewegungsabschnitte behandelt werden. Wenn die Krafteinbrüche schmerzbedingt sind, muß im exakten Befund versucht werden, die Schmerzursache zu ergründen. Muskuläres Training wird in derartigen Fällen so umstrukturiert, daß schmerzfreies Üben möglich ist (Wechsel der Trainingsgeräte, Vermeidung von Gelenkbewegungen im schmerzhaften Bereich, vermehrtes statisches Üben, Ausnutzung der Overflow-Prinzipien usw.).

Die standardisierten isokinetischen Kraftanalysen geben nicht nur das während des Testvorganges mit der gewählten Bewegungsgeschwindigkeit erzielte absolute Spitzen-Drehmoment an, sondern mitteln die in den Einzelbewegungen erreichten Drehmomentmaxima zu einem Durchschnittswert.

Sehr aufschlußreich ist der ermittelte Abfall der Drehmomentmaxima während der Testsequenz. Unsere Untersuchungen ergaben zum Beispiel bei zahlreichen Probanden mit Knieverletzungen, daß, obgleich noch deutliche Kraftdefizite im Vergleich zur nicht verletzten Seite existieren, oft ein wesentlich geringerer Abfall der Drehmomentmaxima auf der verletzten Seite während des Kraftausdauertests mit 180 Winkelgraden pro sec und 15 Repetitionen zu verzeichnen war. Unsere Kraftausdauerprogramme wurden nachweislich

100

umgesetzt und führten zu einer objektiven Verbesserung der lokalen Ausdauer der Oberschenkelmuskulatur. Die durchschnittliche Höhe der Drehmomentmaxima differierte mitunter noch erheblich von den von der gesunden Seite vorgegebenen Werten. Da die erreichbaren Drehmomentmaxima entscheidend von der Maximalkraft abhängen und Trainingsinhalte zur Verbesserung der Maximalkraft und zur Muskelhypertrophie im rehabilitativen Muskelaufbautraining zeitlich und hierarchisch hinter der Kraftausdauerentwicklung einzuordnen sind, ist dieses Resultat trainingsmethodisch zu erklären. Auf der Grundlage einer ausreichend entwickelten lokalen Kraftausdauer kann im weiteren Verlauf der muskulären Rehabilitation durch eine Akzentuierung des Maximalkraft- und Hypertrophietrainings ohne weiteres das Niveau der erreichten Drehmomentmaxima auch bei höheren Bewegungsgeschwindigkeiten verbessert werden.

Interessante Daten liefert auch die Analyse der durchschnittlichen Drehmomentwerte bezogen auf das individuelle Körpergewicht des Patienten. Auf diesem Gebiet existieren bereits erste Richtlinien und Normwerte, die in Reihenuntersuchungen an Spitzensportlern gewonnen wurden. Danach sollten gut trainierte, gesunde Leistungssportler ein maximales Drehmoment bei statischer Kontraktion der Kniestreckmuskulatur produzieren, das etwa 3 Nm pro kg Körpergewicht entspricht. Unsere eigenen Ergebnisse zeigen bei unfallverletzten Männern im Leistungsalter (20 bis 40 Jahre) Normwerte der Knieextensoren der nicht betroffenen Seite von 1,5 bis 2 Nm/kg, ermittelt im standardisierten (Maximal-)Krafttest mit 60 Winkelgraden/sec und 5 Repetitionen. Die Vergleichswerte von Frauen im gleichen Alter liegen nur geringfügig unter den Ergebnissen der Männer. In der Formulierung der Ziele des muskulären Aufbautrainings sollte sich der Therapeut in erster Linie an dem Verhältnis der individuellen Kraft zum Körpergewicht orientieren. Diese Relation ist entscheidend für die Wiederherstellung der physiologischen Muskelkraft und die Reintegration in das Alltags- und Berufsleben.

Arbeit und Leistung

Arbeit wird im physikalischen Sinn verrichtet, wenn ein Körper gegen eine auf ihn wirkende Kraft bewegt wird. Diese »Kraft × Weg«-Formel definiert die Arbeit (W) als das Produkt von Kraft (Newton) multipliziert mit dem Weg, den der Körper zurücklegt. Im Fall des Isokinetiktrainings wird der Weg durch das Bogenmaß ausgedrückt. Etwas einfacher erklärt wird die Arbeit von der Fläche symbolisiert, die sich in der grafischen Darstellung der Drehmomentkurve unter der Kurve ergibt. Krafteinbrüche oder das Unvermögen, ein möglichst hohes Drehmoment über weite Teile des Bewegungsweges zu halten, reduzieren die Kurvenfläche und damit den Wert der Arbeit. Die Einheit der

Arbeit ist Joule. 1 Joule (auch Nm) entspricht der Arbeit, die notwendig ist, um den Angriffspunkt der Kraft 1 Newton um 1 Meter zu verschieben.

Die physikalische Größe Leistung wird als das Verhältnis von Arbeit W (Nm) zur Zeit T (Sekunden) erklärt. Die Einheit Watt ist 1 Nm/sec bzw. 1 Joule/sec. Je mehr Arbeit in möglichst kurzer Zeit erbracht wird, desto größer ist die Leistung. Wird bei gleicher Arbeit (Nm) mehr Zeit benötigt, sinkt die Leistung (Watt). Entsprechend erreicht ein Patient beim Test mit hohen Bewegungsgeschwindigkeiten erheblich höhere Werte in der Leistung als bei geringeren Bewegungsgeschwindigkeiten. Ergibt die isokinetische Kraftanalyse z. B. im Vergleich der Leistungswerte der Bewegungsgeschwindigkeiten 60 Winkelgrade/sec und 180 Winkelgrade/sec nur einen geringfügigen Anstieg der Leistung der Knieextensoren der verletzten Seite bei deutlich größerem Anstieg der Leistung der Muskulatur der gesunden Seite, so liegen noch erhebliche Mängel im Verhältnis Arbeit pro Zeit vor, die durch eine Akzentuierung des Kraftausdauertrainings mit leichten Lasten und höherer Bewegungsfrequenz verbessert werden müssen.

Agonisten-Antagonistenvergleich

Isokinetische Testverfahren ermöglichen den Vergleich zwischen agonistischer und antagonistischer Muskelgruppe einer isolierten eingelenkigen Bewegung. Erst durch diese Testverfahren war es möglich zu belegen, daß das sogenannte physiologische Muskelgleichgewicht keine konstante Größe ist, sondern differenziert analog dem Bewegungstempo betrachtet werden muß. Normwerte taxieren das physiologische Gleichgewicht zwischen den Knieextensoren und Knieflexoren des gesunden Menschen bei isokinetischen Bewegungsgeschwindigkeiten von 60 Winkelgraden/sec auf 100:65%. Mit zunehmender Bewegungsgeschwindigkeit verschiebt sich die Relation zugunsten der Knieflexoren, die bei Geschwindigkeiten von 180 Winkelgraden/sec etwa 90% der Drehmomentleistung der Knieextensoren entwickeln.

Isokinetische Untersuchungen verschiedener Gelenke deuten darauf hin, daß sich mit zunehmendem Bewegungstempo die Kraftentwicklung der Agonisten und der Antagonisten angleicht. Die bei geringerer Bewegungsgeschwindigkeit mit langen Kontraktionszeiten und hoher Spannungsentwicklung deutlichen Kraftunterschiede verwischen sich mit ansteigender Bewegungsfrequenz. Diese Erkenntnis bedeutet, daß muskuläre Defizite und objektive Normabweichungen unbedingt festgestellt und beseitig werden müssen. Anschließend muß aber eine harmonische, gleichmäßige Ausbildung der muskulären Fähigkeiten erfolgen, damit bei höheren Bewegungsgeschwindigkeiten die aktive Kontrolle und Stabilisation des Gelenkabschnittes und der Gesamteinheit gewährleistet sind.

Aufwärmen vor rehabilitativem Krafttraining

Aus organisatorischen und krankheitsbildbedingten Gründen ist das Aufwärmen des Patienten über Ganzkörperübungen nur selten möglich. In den fortgeschrittenen Phasen des rehabilitativen Aufbautrainings bei voller Belastbarkeit und guter Koordination und Flexibilität ist leichter Dauerlauf auf dem Laufband natürlich möglich. Ob diese aus dem Sport bekannte häufigste Form des Aufwärmens den Anforderungen der krankengymnastischen und rehabilitativen Sichtweise immer entspricht, muß im Einzelfall geklärt werden. In Anbetracht der oft limitierten Behandlungszeit läßt sich durch den Einsatz des Laufbandes das Aufwärmen gut mit der koordinativen Gangschulung oder Aspekten des rehabilitativen Lauftrainings verknüpfen. Ein Patient mit einem Streckdefizit des Kniegelenkes kann sich nach dem manuell-krankengymnastischen Mobilisieren der Knieextension durch Muskeldehnung, Manuelle Therapie, Spezialmassagen usw. zur Erwärmung vor dem rehabilitativen Aufbautraining, das die Mobilisationserfolge stabilisieren soll, auf dem Laufband mit verschiedenen Geschwindigkeiten und Aufgabenstellungen ein- bzw. warmgehen. Dabei wird besonders auf die Ausschwungphase des Unterschenkels beim Vorführen des Beines geachtet.

Radfahren auf einem Ergometer zur Erwärmung vor rehabilitativem Krafttraining ist bereits in der Phase der Teilbelastbarkeit möglich, eine ausreichende Beweglichkeit der an der Bewegung beteiligten Gelenke vorausgesetzt. Insbesondere das Ergometer bietet eine gute Möglichkeit, rehabilitatives Herz- und Kreislauftraining mit dem Aufwärmen und den Aspekten des druck- und belastungsarmen Bewegens der Gelenke der unteren Extremitäten zu verknüpfen (Abb. 33).

Eine scharfe Trennung des Aufwärmens vom Behandlungsteil, ähnlich den Gepflogenheiten im Sport, ist in der Krankengymnastik nicht üblich und sinnvoll. Erstens ist die Behandlungsintensität meist nicht mit den Anforderungen während der Sportausübung vergleichbar und zweitens wird in der Regel lokal in relativ begrenzten Körperregionen geübt.

Eine hervorragende Möglichkeit des Aufwärmens stellt die Durchführung von therapeutisch kontrollierten, koordinativ schulenden Übungen dar. Mit geringer Belastungsintensität werden bereits im Rahmen des Aufwärmprogrammes krankheitsbildbezogene Übungen aus der PNF-Methode, dem Behandlungskonzept von Brügger, der Funktionellen Bewegungslehre oder andere funktionelle Bewegungsmuster angeboten. Diese Übungen können gegen manuelle Widerstände oder gegen freie Gewichte bzw. gering dosierte Widerstände von Kraftmaschinen oder Zugapparaten ausgeführt werden, wobei auf die Komplexität und den koordinativ-aufwärmenden Aspekt Wert gelegt wird.

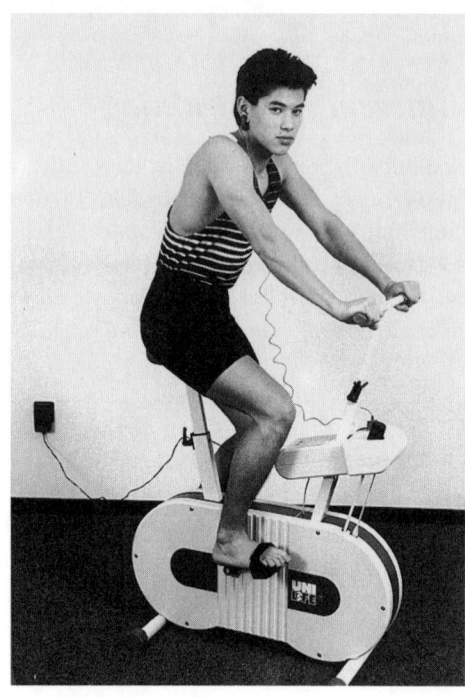

Abb. 33: Auf dem Fahrradergometer läßt sich neben dem Aufwärmprogramm ein rehabilitatives Ausdauerprogramm absolvieren.

Spezifische Dehnübungen schaffen dann den Übergang zum Hauptteil des rehabilitativen Aufbautrainings. In diesem Zusammenhang muß die Funktion von Muskeldehnübungen im Rahmen des Aufwärmens betont werden. Analog dem FENG-Effekt kommt es bei Muskeldehnungen von 15 bis 50% über die Ruhelänge zu einer intramuskulären Stoffwechselsteigerung und Wärmebildung, die das 4 bis 5fache des Wertes in Ruhe beträgt. Dehnübungen stellen somit eine der effektivsten und gezieltesten Möglichkeiten des Aufwärmens vor intensiven Belastungen dar.

Generell wird auch in der Krankengymnastik und im rehabilitativen Krafttraining dem aktiven Aufwärmen der Vorzug gegenüber passiven Maßnahmen gegeben. Unsere Erfahrungen zeigen jedoch, daß in vielen Fällen der Einsatz von Heißluft, Infrarotbestrahlung oder Wärmepackungen eine gute Möglichkeit bietet, lokal Bedingungen zu schaffen, die krankengymnastischen Behandlungsmethoden günstigere Ausgangssituationen ermöglichen. Ein Bechterew-Patient mit massiven Kontrakturen im Bereich der ischiokruralen Muskulatur läßt sich mitunter erheblich besser dehnen und kann anschließend leichter diesen Teilerfolg durch Training der antagonistischen Streckmuskulatur halten, wenn zuvor die rückwärtige Oberschenkelmuskulatur mit einer 15minütigen Wärmepackung behandelt wurde. Auch ein Patient mit einer Schulterverletzung, der in der frühen Phase des rehabilitativen Muskelaufbautrainings erste Übungsprogramme mit freien Gewichten oder an Zugapparaten absolviert, reagiert günstiger durch eine 10minütige Infrarotbestrahlung, als durch das Aufwärmen auf dem Fahrradergometer.

Regeneration nach Belastungen

Eine Belastung, wie sie ein Trainings- oder Behandlungsreiz darstellt, führt zum Verbrauch funktioneller und energetischer Potentiale. Diese Ausschöpfung von Energie hat eine reversible Reduzierung der Leistungsfähigkeit, die Ermüdung, zur Folge. Der Wiederaufbau der funktionellen und energetischen Potentiale erfolgt in der Erholungsphase nach der Belastung und überschreitet bei optimaler Dosierung das vor der Belastung existente Energieniveau. Dieser Mehrausgleich über den vorherigen Standard ist die Superkompensation und führt zu einer Verbesserung der Leistungsfähigkeit (Abb. 34).

Während der Belastung ist die Beachtung der Ermüdung notwendig. Die zunehmende Ermüdung macht sich in einer verlangsamten, unsicheren Motorik, einer verschlechterten Koordination und eventuell in durch negative Irradiation bedingten Ausweichbewegungen bemerkbar. Wird der Zeitpunkt der

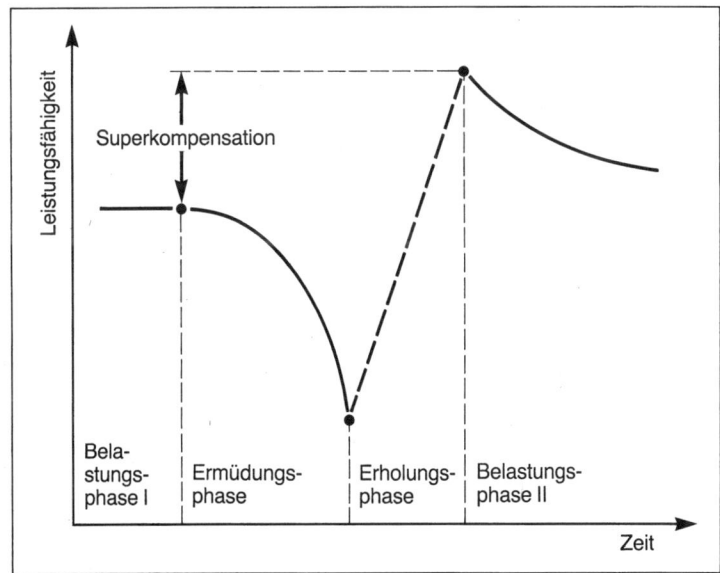

Abb. 34: Prinzip der Superkompensität oder des Mehrausgleichs.
Aus:»Sportphysiotherapie und Rehabilitation«. (Einsingbach/Klümper/Biedermann), Thieme Verlag, 1988.

Ermüdung zu weit überschritten, tritt die Phase der Erschöpfung ein, die in der krankengymnastischen Behandlung nicht erwünscht ist und eine optimale Superkompensation verhindert. Der zweite wichtige Aspekt ist die Gestaltung der Erholungsphase. Wenn der Wiederaufbau durch zu früh einsetzende oder zu intensive neue Belastungen gestört wird, ist kein Mehrausgleich bzw. keine Superkompensation möglich. Dieses Phänomen wird im Sport als Übertraining bezeichnet. In der krankengymnastischen Rehabilitation vor allem querschnittgelähmter Patienten, aber auch mancher Unfallpatienten, besteht die Gefahr der Überbelastung durch Summation der psychosomatischen Belastungen ebenfalls.

Die Dauer der Wiederherstellung ist abhängig von der Gesamtbelastung des Trainings. Die Erholungszeit nach maximaler Muskelarbeit über die Zeitdauer von wenigen Sekunden beträgt zwischen 2 und 5 Minuten. Mehrstündige Muskelarbeit verlangt mitunter einen Restitutionszeitraum von bis zu 3 Tagen.

Die Synchron-Regeneration bezeichnet die Wiederherstellungsvorgänge, die parallel zur Belastung verlaufen. Diese Mechanismen sind vor allem von der Fähigkeit des Patienten abhängig, seine Energiespeicher während der Belastung wieder aufzufüllen bzw. seine schwer zugänglichen Energiereserven (freie Fettsäuren) umzusetzen. Ein wesentlicher Faktor der Synchron-Regeneration ist die Enzymaktivität, die durch physiotherapeutische Maßnahmen nicht beeinflußt werden kann.

Die Primär-Regeneration beginnt direkt nach Beendigung der Belastung. In diesem Zusammenhang ist das Abwärmen (Cool-down) zu beachten, das die Normalisierung des Stoffwechsels beschleunigen und die hypertone Funktionslage der Muskulatur beseitigen soll. Der beste Erholungswert wird dem aktiven Cool-down zugesprochen. Über rhythmische dynamische kontinuierliche Ganzkörperübungen von geringer Intensität wird der aktive Spüleffekt hervorgerufen, der durch eine praktisch laktatfreie Muskelmehrdurchblutung zu einer Ausschwemmung der Stoffwechselabbauprodukte aus den belasteten Regionen führt. Die rhythmische Dynamik von geringer Intensität ist erforderlich, um den muskulären Pumpmechanismus zu optimieren. Am Beispiel des M. quadriceps femoris wurde die Zunahme der Durchblutung durch Fahrradergometer-Arbeit untersucht und festgestellt, daß die Muskeldurchblutung durch rhythmische Muskelaktivität fast linear mit der Sauerstoffaufnahme ansteigt. Im Bereich von 25–50% der Maximal-Sauerstoffaufnahmekapazität, die aufgrund der damit verbundenen aeroben Stoffwechselvorgänge für die Cool-down-Ganzkörperübungen relevant ist, beträgt die Muskeldurchblutung etwa 30 bis 55% der maximal möglichen Durchblutung.

Wenn sich die Stoffwechsellage durch die Wirkung des aktiven Spüleffektes

weitgehend normalisiert hat, sind Dehnübungen indiziert, um die belastungs-
bedingt hypertone Muskulatur zu relaxieren. Dehnübungen sind die wirkungs-
vollste Prophylaxe, damit der postaktive Hypertonus sich nicht in Form einer
hartnäckigen Ermüdungskontraktur manifestiert. Die Dehnübungen des Cool-
down-Programms werden in Form von statischen Muskelübungen durchgeführt, wobei mit geringer bis mittlerer Intensität über längere Zeit (bis zu
30 Sekunden) gedehnt wird. Gut geschulte Patienten sollten außerdem Dehnübungen nach dem postisometrischen Relaxationsprinzip für die Hauptarbeits-
muskulatur beherrschen. Eine sinnvolle Kombination stellt die Verbindung
dieser Übungen mit Muskelentspannungsübungen dar.

Die nächste Wiederherstellungsphase ist die Sekundärregeneration. Die
Ermüdung läßt sich nicht auf die Veränderungen im Skelettmuskel reduzieren.
Es handelt sich um einen komplexen Prozeß, bei dem neben muskelphysiologi-
schen Aspekten auch zentralnervöse und psychovegetative Funktionsabläufe
zu berücksichtigen sind. Es wurde nachgewiesen, daß nach erschöpfenden
statischen Muskelkontraktionen des M. biceps brachii der Kreatin-Phosphat-
speicher bereits 10 Minuten nach Beendigung der Belastung wieder aufgefüllt
war. Daneben war ein erstaunlich rascher Abfall der Laktat-Konzentration zu
verzeichnen. Die hochintensive Belastung hatte den lokalen Laktatspiegel von
1 mmol auf 20 mmol erhöht. Obgleich keine aktiven Methoden angewendet
wurden, die die Primär-Regeneration beschleunigen, sank der Laktatgehalt im
Muskel innerhalb der ersten 15 Minuten nach Belastungsende auf 5 bis 6 mmol.
Die Normalisierung der bioelektrischen und mechanischen Prozesse benötigte
dagegen einen Zeitraum von 5 bis 10 Stunden bis zur vollständigen Regeneration. Ähnlich lange Erholungszeiten werden im Zusammenhang mit der Gly-
kogen-Resynthese nach erschöpfenden Ganzkörperübungen angegeben.

Aus physiotherapeutischer und trainingsmethodischer Sicht sind die aktiven und passiven Maßnahmen interessant, die zur Sekundär-Regeneration
beitragen. Im Verlauf der ersten Trainingseinheiten nach einer harten, erschöpfenden Beanspruchung im Rahmen des rehabilitativen Aufbautrainings
dürfen keine weiteren hochintensiven Belastungsreize die Regenerationsvor-
gänge behindern. Auf Übungen, die einen nennenswerten anaeroben Stoff-
wechselanteil verzeichnen, muß ebenso verzichtet werden wie auf koordinativ-
konzentrativ stark belastendes Training. Trainingsinhalte mit regenerativem
Charakter und spezielle Dehnungsprogramme tragen zu rascher Erholung bei.
Eine besondere Bedeutung kommt in diesem Komplex nach wie vor der
Entmüdungsmassage und den verschiedenen hydrotherapeutischen Anwendungen zu. Der Sauna wird eine deutliche psychovegetative Wirkung beschei-
nigt, bei der es durch eine Dämpfung des Sympathikotonus zu einer parasym-
pathikotonen Reaktionslage kommt.

IV. Bildserien mit Behandlungsbeispielen

Anmerkung

Die auf unseren Abbildungen gezeigten Übungen stellen nicht den Anspruch auf Vollständigkeit, zu umfangreich ist das Angebot sinnvoller, funktioneller Übungen.

Unsere Photobeispiele geben vielmehr einen Eindruck über das Mögliche. Sie sollen zum eigenen Denken und Handeln anregen. Wir haben uns bei der Auswahl der Beispiele weitgehend auf Übungen beschränkt, die ohne therapeutische Hilfe durchführbar sind.

Auf das Buch »PNF in Orthopädie und Traumatologie« vom gleichen Autor (ebenfalls Pflaum Verlag) sei hingewiesen. In diesem Buch wird ausführlich die Möglichkeit manueller therapeutischer Maßnahmen, insbesondere die PNF-Methode, erläutert. Um Wiederholungen zu vermeiden haben wir in dem vorliegenden Buch auf die unter manuell therapeutischer Assistenz durchgeführte Übungsdarstellung verzichtet.

In Teil 1 und 3 haben wir – wo möglich – die Hauptagonisten der dargestellten Übungen gesondert erwähnt, wobei die jeweils zugeordneten Punkte die Wertigkeit symbolisieren.

TEIL 1
Übungsbeispiele obere Extremitäten
(Bild 1.1 bis 1.17)

»Rückhandschlag«
Bild 1.1 und 1.2

Mit Hilfe eines elastischen Zugbandes können komplexe dreidimensionale Trainingsreize gesetzt werden, wobei die angesprochene Muskulatur sowohl kon- als auch exzentrisch reagieren muß. Wir weisen besonders auf den Wert dieser Übung bezüglich der Gesamtkörper-Koordination hin.

Auch als Provokations- und Testübung bei Schulterproblemen (insbesondere der Schulter-Außenrotation) ist diese Übung geeignet.

OO M. delitoideus (pars spinalis)
OO Schulter-Außenrotatoren
O   Handextensoren
O   Rumpfextensoren und -rotatoren
O   Interskapuläre Muskulatur

1.1   1.2

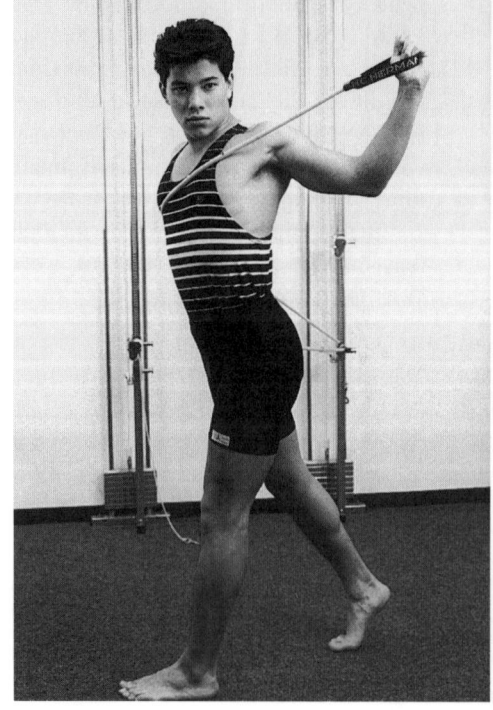

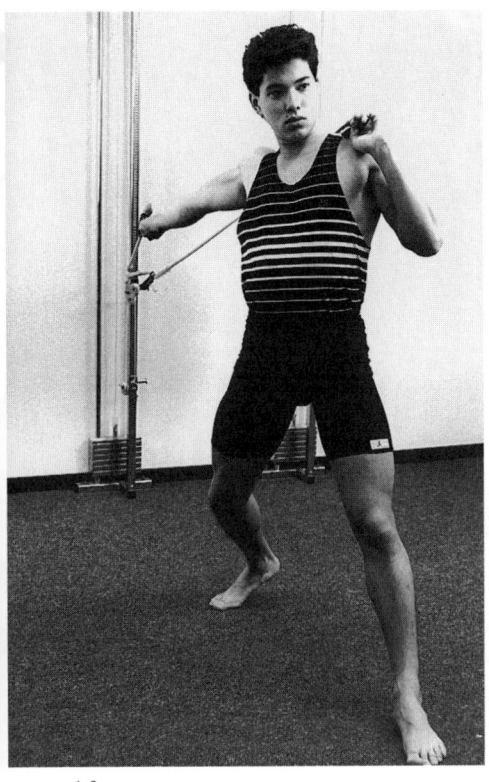

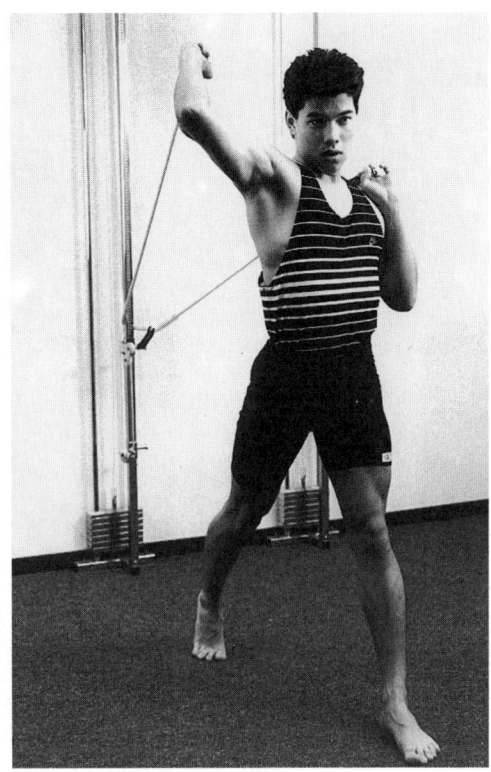

1.3   1.4

»Wurf«

Bild 1.3 und 1.4

Diese Ganzkörperübung mit Armbetonung stellt hohe Anforderungen an die Koordination von Arm-, Rumpf- und Beckenbewegung.

Auch hier läßt sich über den Einsatz des elastischen Zugbandes, das mit der linken Hand fixiert wird, am besten der praxisnahe Bezug herstellen.

○○ M. pectoralis
○○ Schulter-Innenrotatoren
○○ Rumpfmuskulatur (insbesondere schräge Bauchmuskulatur)
○   Hüftextensoren

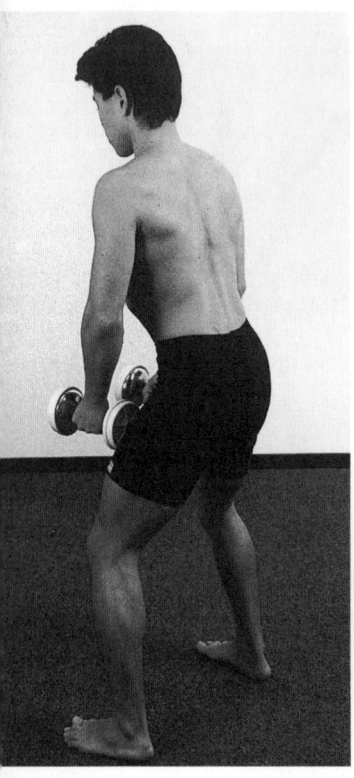 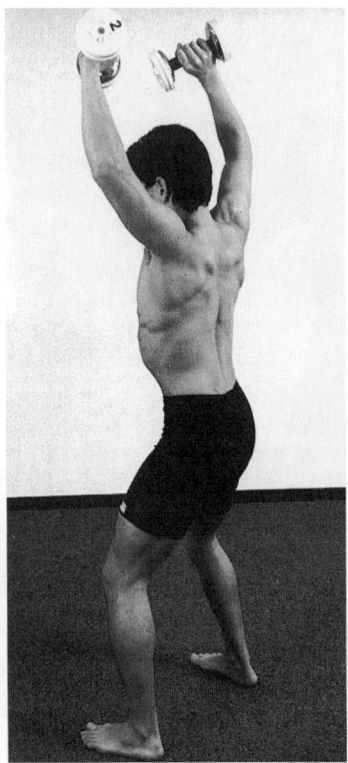 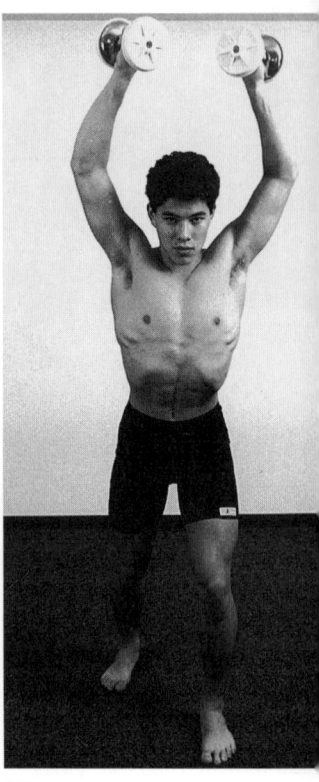

1.5   1.6   1.7

»Kurzhantel-Abduktion«
Bild 1.5 bis 1.7

Stellvertretend für die zahlreichen schulterbezogenen Kurzhantelübungen steht hier die »Kurzhantel-Abduktion«. Erst die sichere Stabilisation des Rumpfes und der gesamten Wirbelsäule ermöglicht ein optimales Schulter-Abduktoren-Training, wobei auch auf die besondere statische Stabilisationsarbeit der interskapulären Muskulatur, des aufsteigenden Trapeziusmuskels und der unteren Rumpf- und Beinmuskulatur hinzuweisen ist.

○○ M. deltoideus (pars acromialis)
○   Interskapuläre Muskulatur
○   M. trapezius (pars ascendens)

»Kurzhantel-Trizeps«

Bild 1.8 und 1.9

Wird mit freien Gewichten im Stand
der M. triceps geübt, so ist auf eine
gute Stabilisierung der Wirbelsäule zu
achten.

○○ M. triceps brachii
○○ Rückenstreckmuskulatur
○   Unterarm-Pronatoren

1.8

1.9

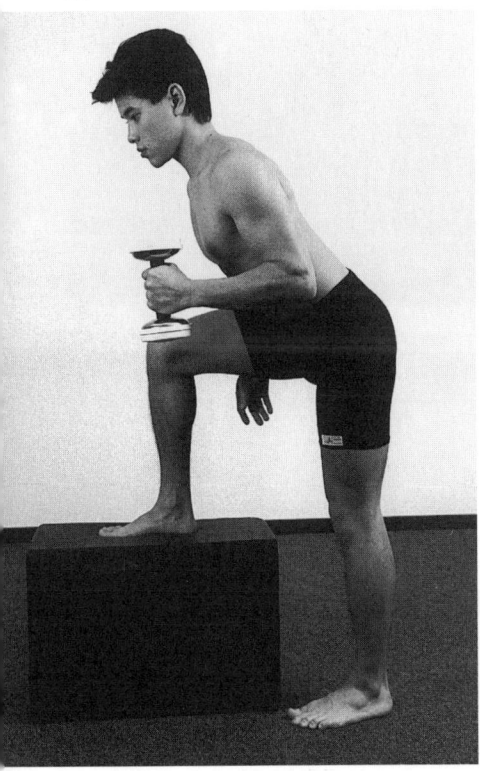

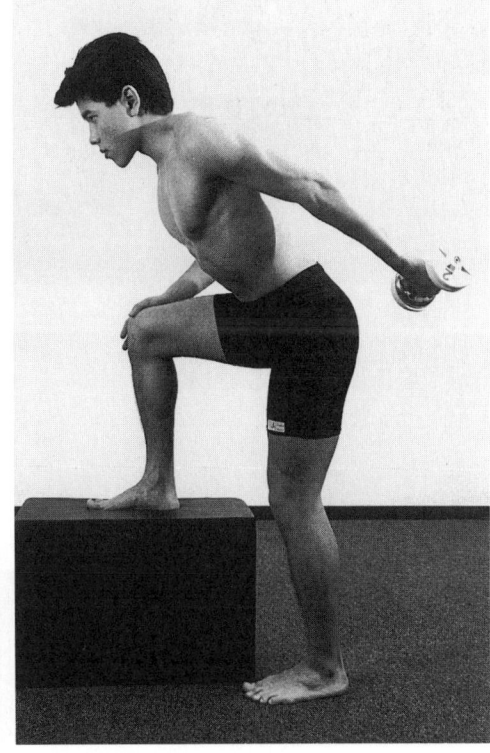

»Langhantel-Trizeps«
Bild 1.10 und 1.11

Aus dieser Position werden schwerpunktmäßig die beiden kurzen Köpfe
des M. triceps geübt. Die angebeugten Beine gewährleisten schonendes
Arbeiten durch eine Entlastung der
Lendenwirbelsäule.

○○○ M. triceps brachii (caput lat. et
      med.)
○   Unterarmmuskulatur

1.10

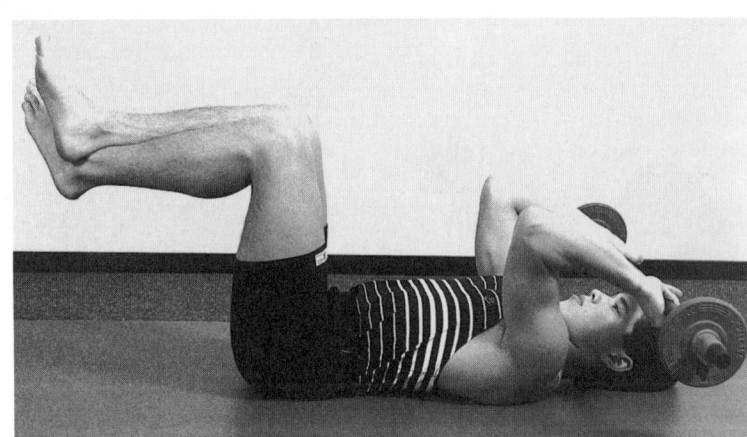

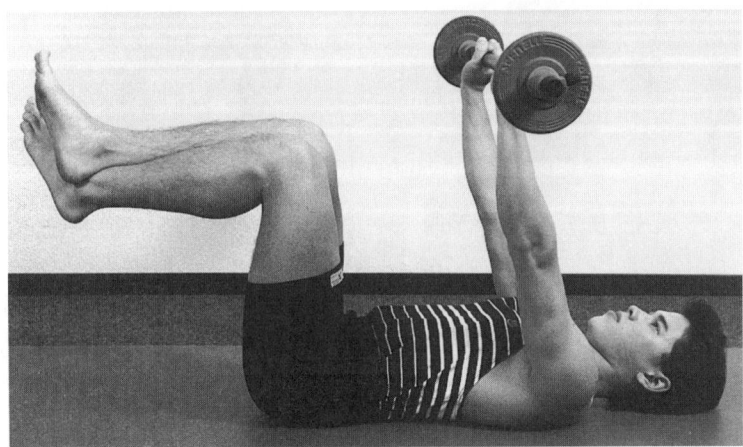

1.11

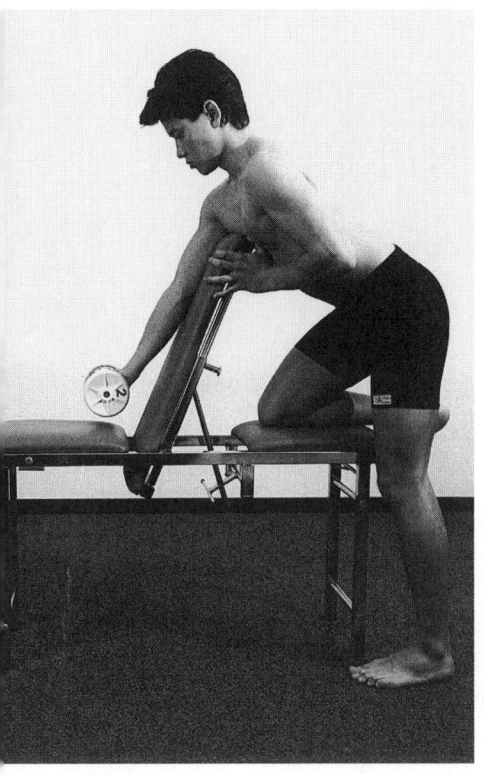 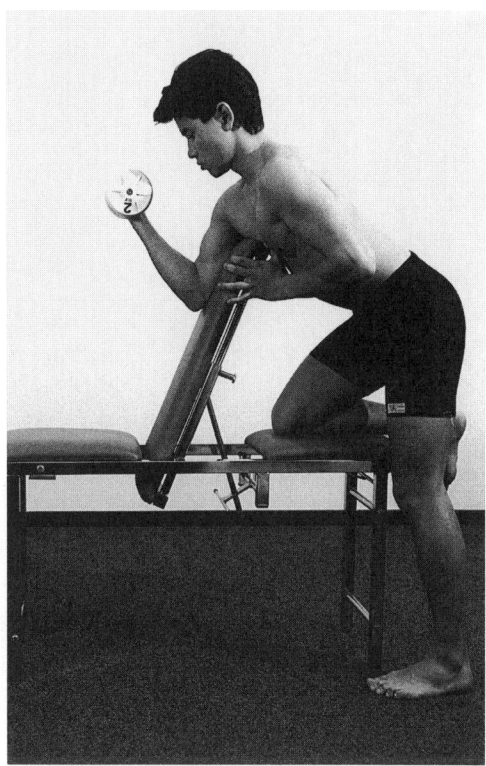

1.12   1.13

»Kurzhantel-Bizeps«

Bild 1.12 und 1.13

Durch eine Veränderung der Unterarmrotation in Richtung Pronation läßt sich zusätzlich zum M. biceps brachii die Akzentuierung auf den M. brachialis und M. brachioradialis legen.

○○○ M. biceps brachii
○   Unterarm-Supinatoren
○   Hand- und Fingerflexoren

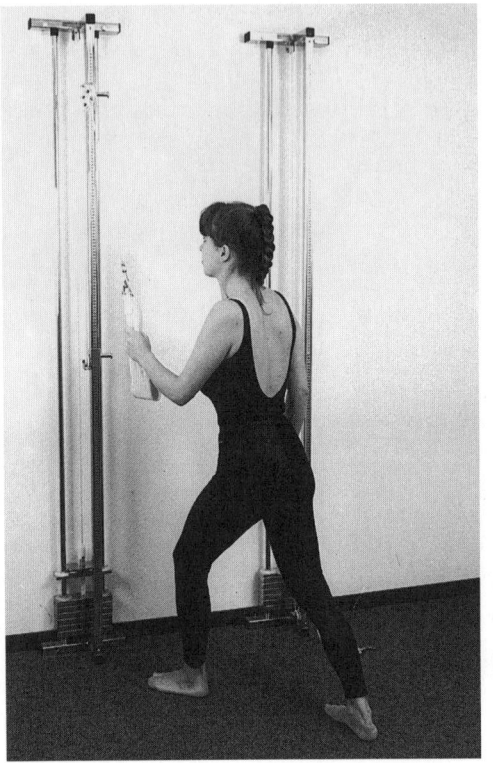
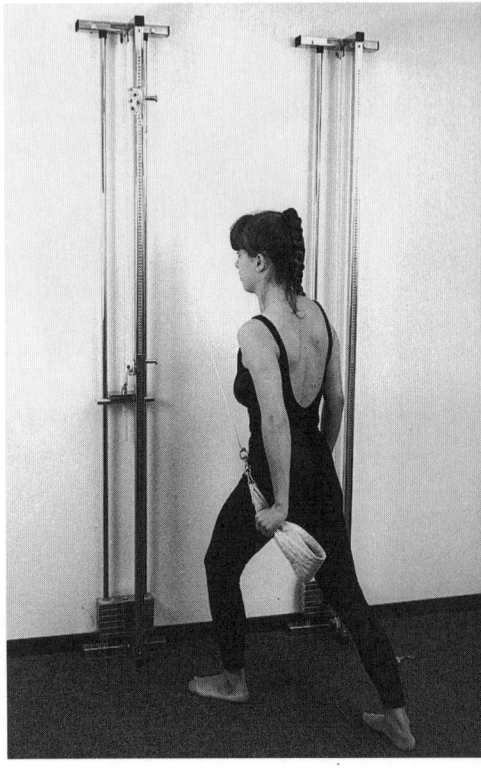

1.14   1.15

»Zugapparat-Armstreckung«

Bild 1.14 und 1.15

Mit dieser Übung werden neben dem
M. triceps brachii und dem M. del-
toideus (pars spinalis) vor allem die
Unterarmmuskeln angesprochen.   OO M. deltoideus (pars spinalis)
Die weiche Griffmanschette zwingt OO M. triceps brachii
zu einem festen Zugreifen und sichert OO Unterarmmuskulatur
damit den komplexen Einsatz der   O Rückenstreckmuskulatur
Finger- und Handmuskulatur.   O Interskapuläre Muskulatur

»Langhantel-Handbeuger«
Bild 1.16 und 1.17

Mit dieser Übung werden schwerpunktmäßig die Hand- und Fingerflexoren bilateral trainiert.
In Pronationsstellung der Unterarme spricht die Übung die Hand- und Fingerextensoren an.

○○○ Hand- und Fingerflexoren

1.16

1.17

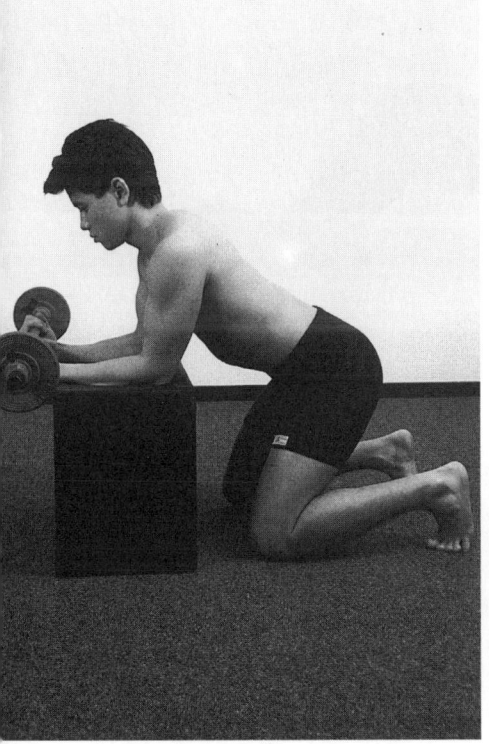

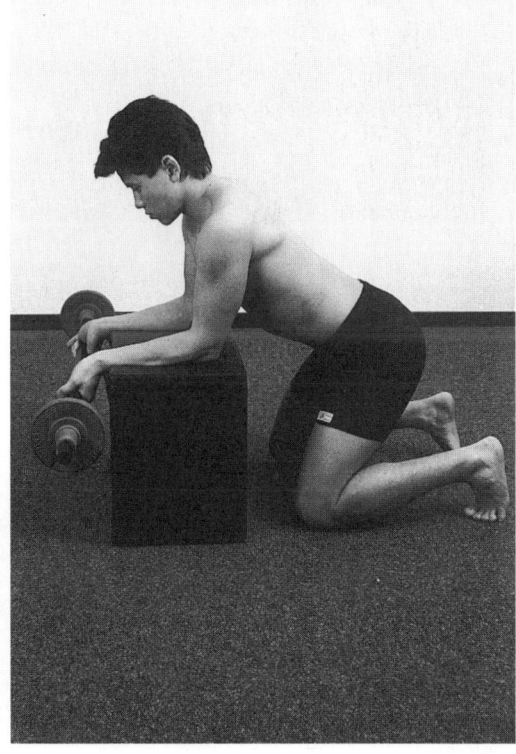

TEIL 2
Übungsbeispiele Wirbelsäule/Rumpf
(Bild 2.1 bis 2.35)

» Ventraler Stütz«
Bild 2.1 und 2.2

Mit dieser Ganzkörperstabilisation werden vor allem die ventralen Rumpfmuskeln angesprochen. Ungenügende Stabilisationsqualität der Bauchmuskulatur führt zu einem Absacken der Lendenwirbelsäule.

Die Belastungsintensität kann durch Zusatzgewichte über dem LWS-Bereich (Abb. 2.1) oder Verringerung der Unterstützungspunkte (Abb. 2.2) gesteigert werden.

2.1

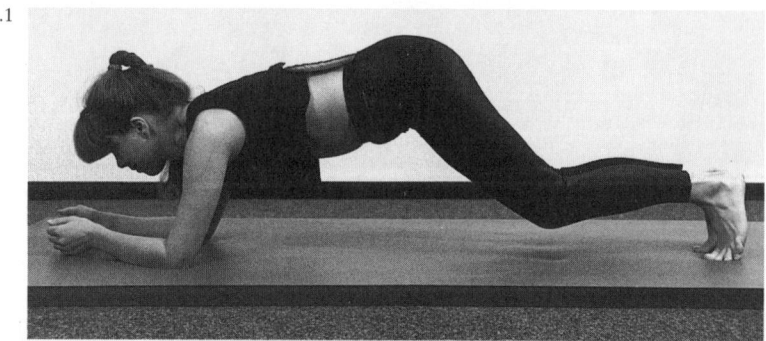

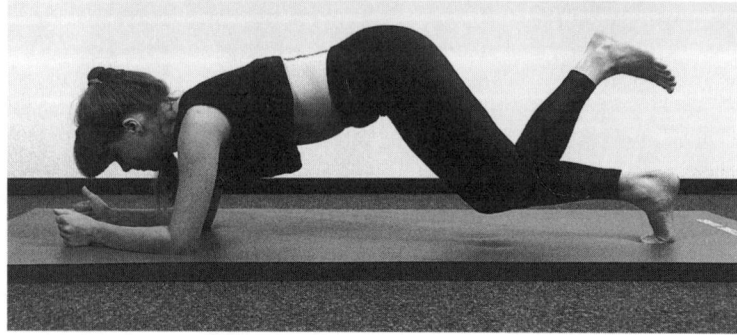

2.2

2.3

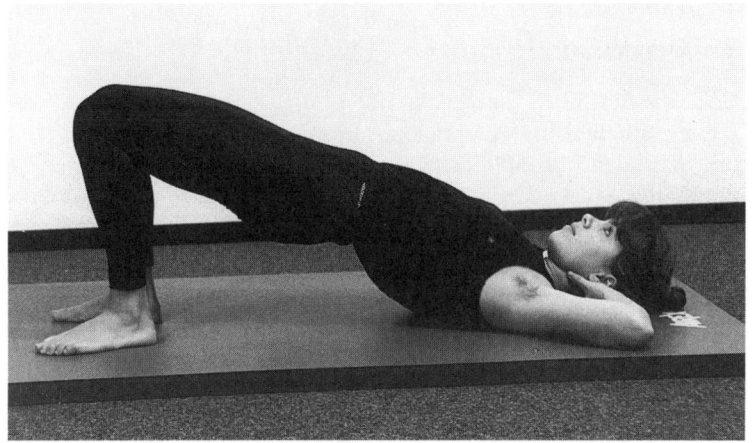

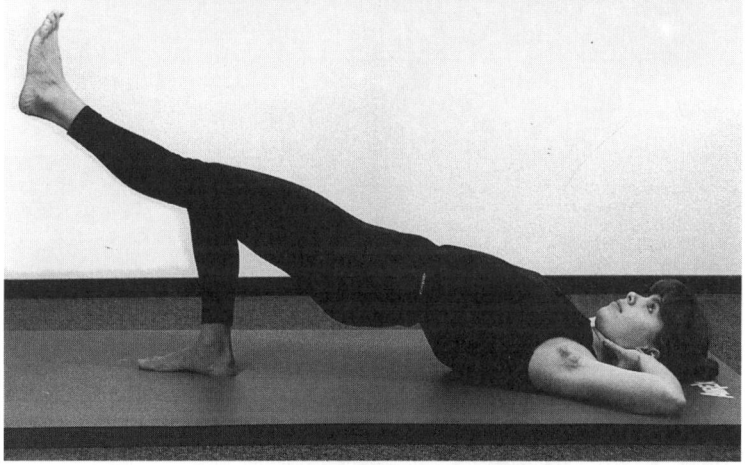

2.4

»Dorsaler Stütz«

Bild 2.3 und 2.4

Für die optimale Durchführung dieser Übung ist in erster Linie die
Arbeit der bilateralen Hüftstreck-
muskulatur sowie der lumbalen WS-
Extensoren notwendig. Es muß darauf geachtet werden, daß das Becken
nicht rotiert oder zu stark flektiert.

»Lateraler Stütz«

Bild 2.5 und 2.6

Bei dieser sehr anspruchsvollen
Übung arbeiten als Hauptagonisten
die lateralen Rumpfmuskeln, die
Hüftabduktoren, der M. latissimus
dorsi und die interskapuläre Muskulatur. Auf die aufgerichtete Brustwirbelsäule muß besonders geachtet werden.

2.5

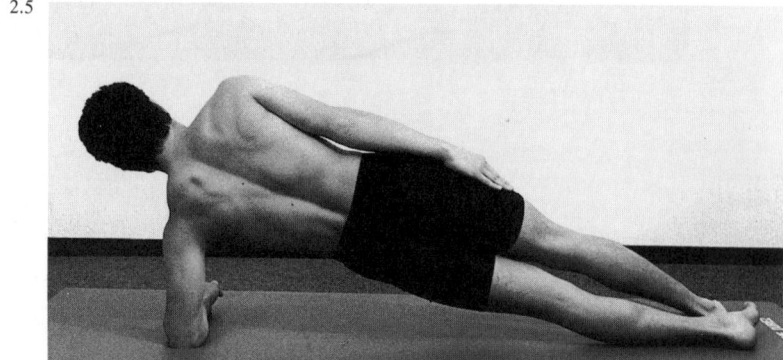

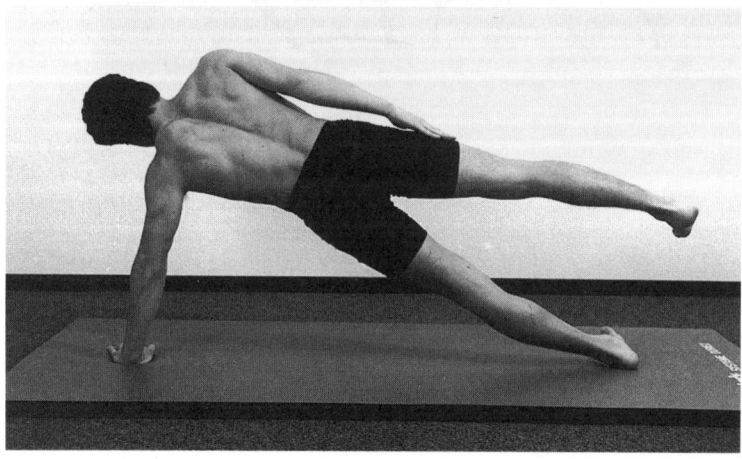

2.6

120

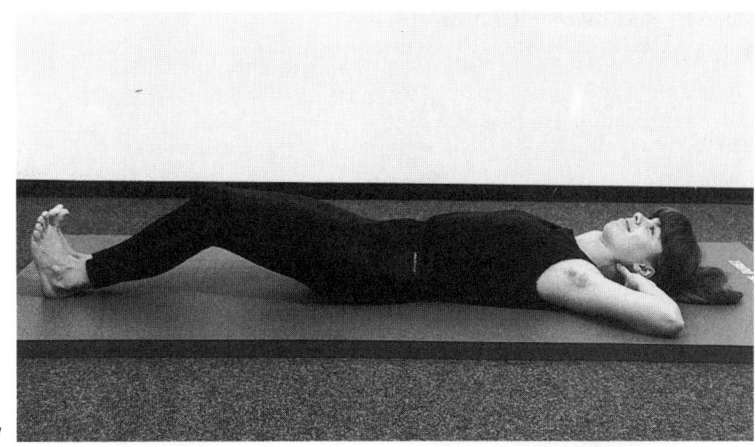

2.7

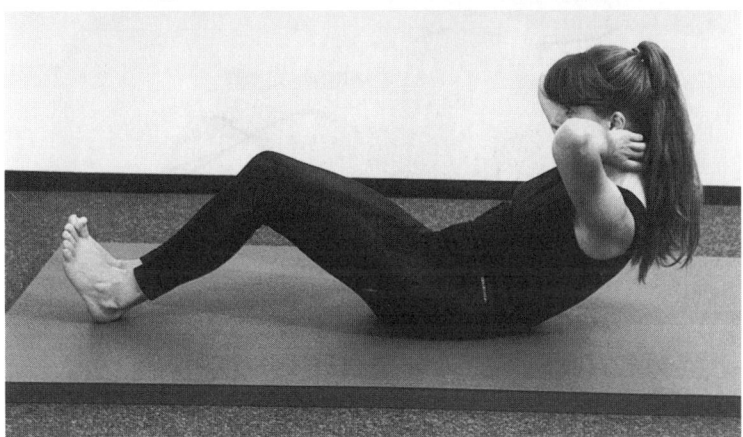

2.8

»Bauchaufzug mit Fersendruck«

Bild 2.7 und 2.8

Über den aktiven Druck beider Fersen nach unten auf die Matte wird die dorsale Muskelschlinge der Beine aktiviert, damit das Becken stabilisiert und die Hüftbeuger gehemmt werden. Die Rumpfflexion wird nur von der 0-Position (Abb. 2.7) bis zur 30–40°-Beugung durchgeführt (Abb. 2.8).

»Gerade und schräge Crunchers«
Bild 2.9 und 2.10

Bei angebeugten Beinen reicht das
Abheben des Oberkörpers um 30–40°
aus der Ruhestellung, um die Bauchmuskulatur optimal zu aktivieren.

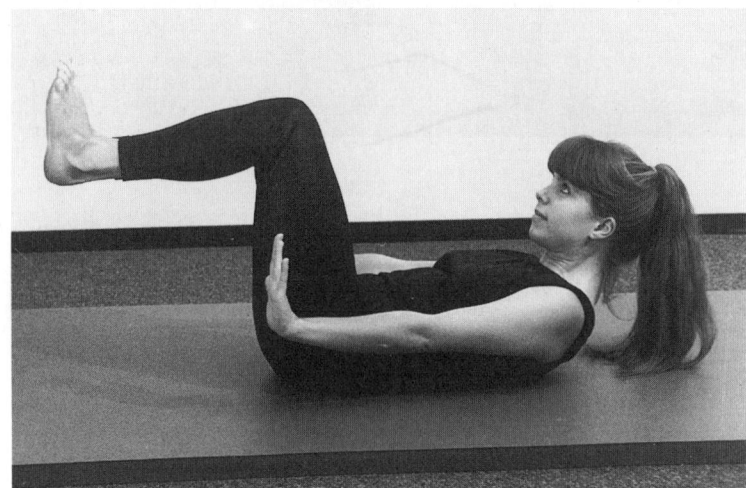

2.9

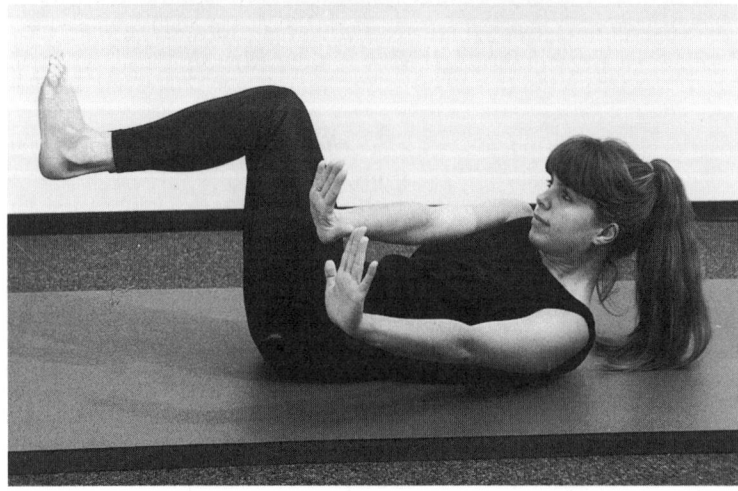

2.10

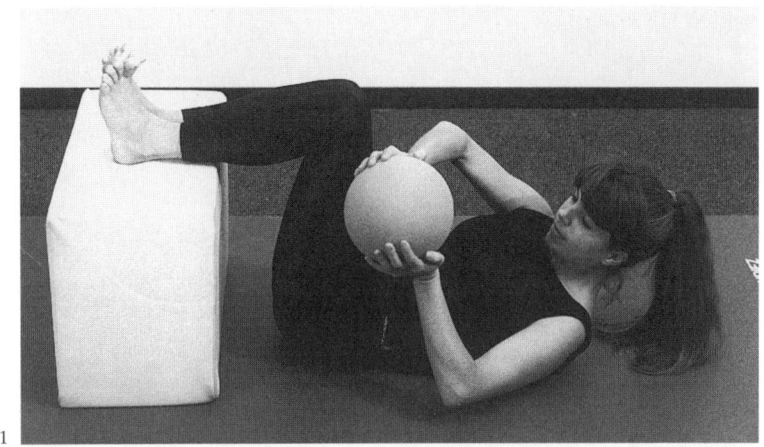
2.11

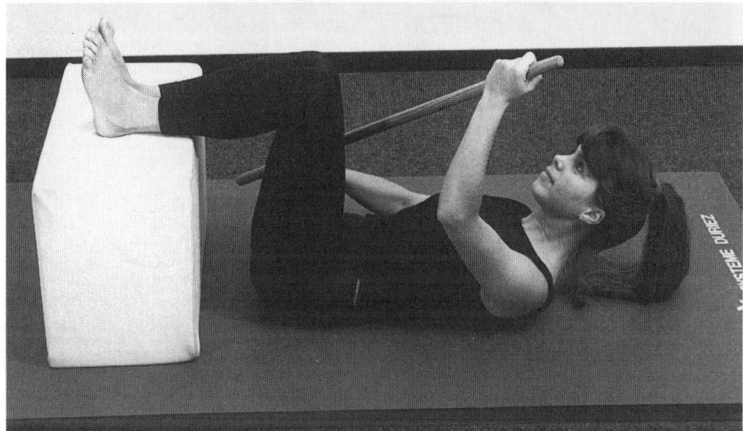
2.12

»*Modifizierte Crunchers*«

Bild 2.11 und 2.12

Die Fersen werden aktiv nach unten auf den Lagerungsblock gedrückt. Die Spannung der Bauchmuskulatur wird durch den Einsatz kleiner Geräte gesteigert. Der Druck der den Ball zusammenpressenden Hände setzt sich als positiver Overflow in die Rumpfmuskulatur fort.

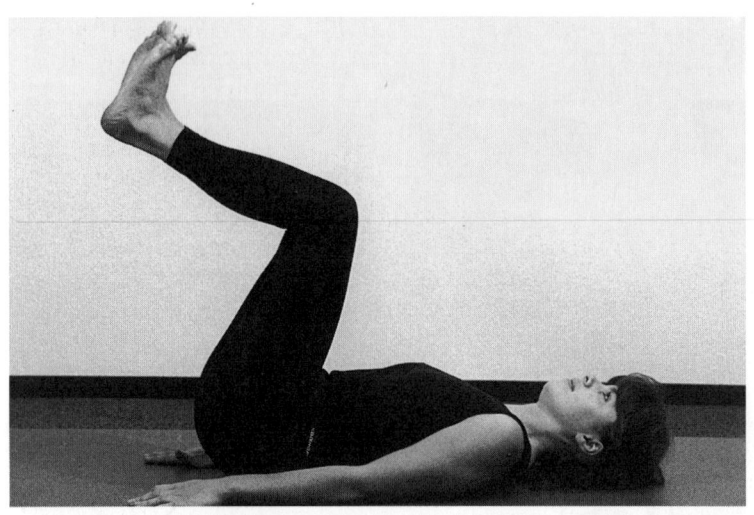

2.13

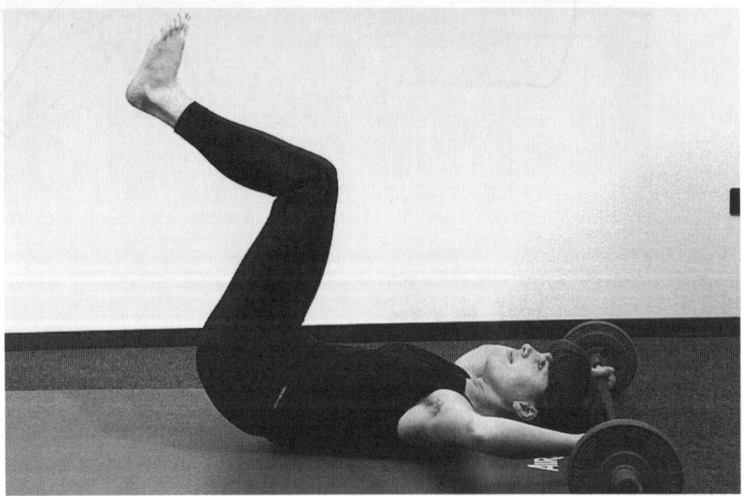

2.14

»Pelvis push-ups«
Bild 2.13 und 2.14

Bei dieser anspruchsvollen Bauch-muskelübung wird nicht der Oberkör-per gegen das weitgehend stabile Becken bewegt, sondern umgekehrt, das Becken soll sich von der Matte lösen, der Oberkörper bleibt stabil. Die statische Kokontraktion der Arme und der Schultergürtelmusku-latur z. B. über eine Langhantel (Abb. 2.14) ist eine Erleichterung.

»WS-Extensoren und WS-Rotatoren mit Therapieball«

Bild 2.15 und 2.16

Die labile Unterstützungsfläche dieses Gerätes schult Koordination, Reaktion und Kraft.

2.15

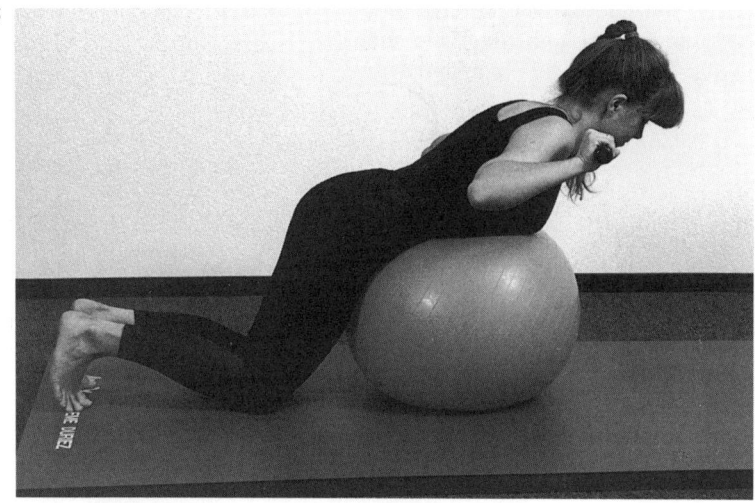

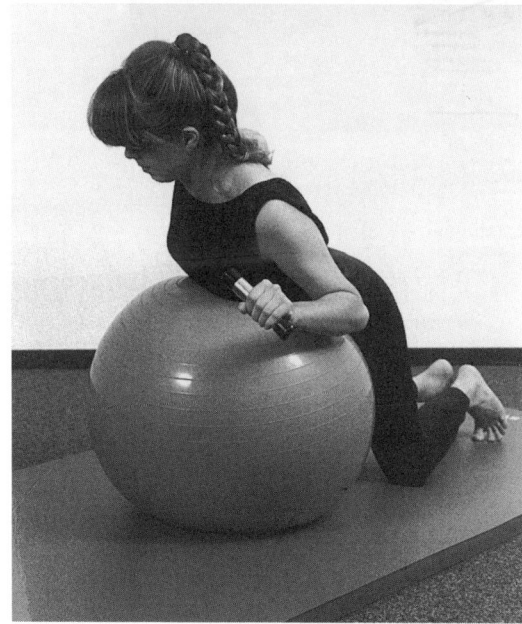

2.16

»Lower back Stabilization«

Bild 2.17 und 2.18

Neben den Hüftextensoren trainiert
diese Übung vor allem die muskulären Stabilisatoren der unteren Wirbelsäule, wobei unbedingt auf eine
aktive Mitarbeit der Bauchmuskulatur geachtet werden muß.

2.17

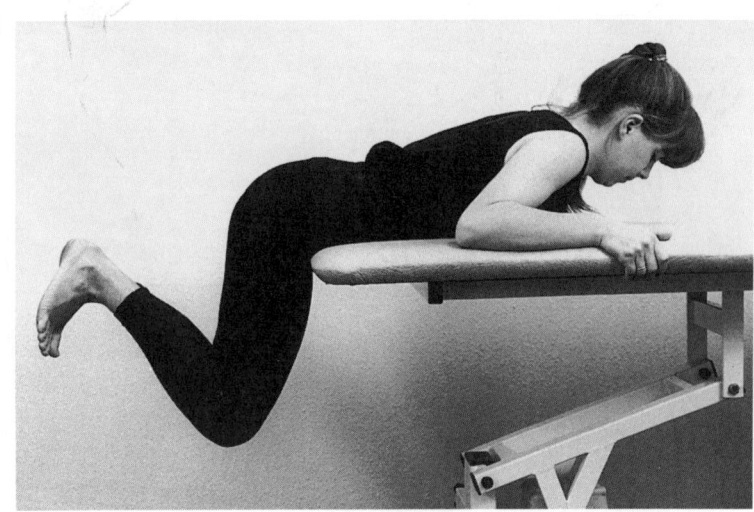

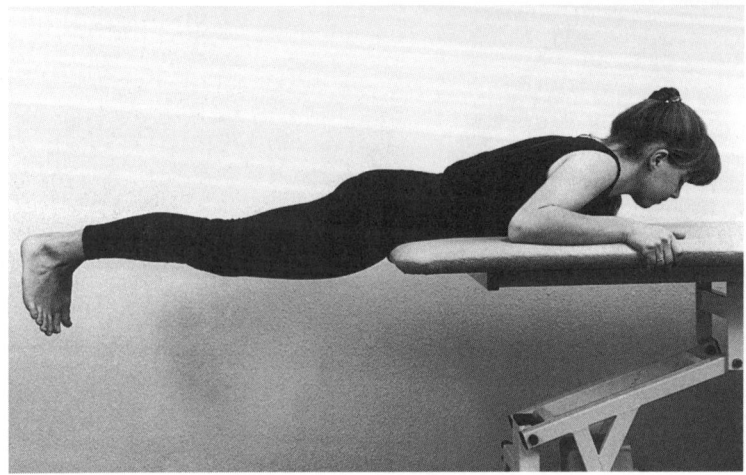

2.18

126

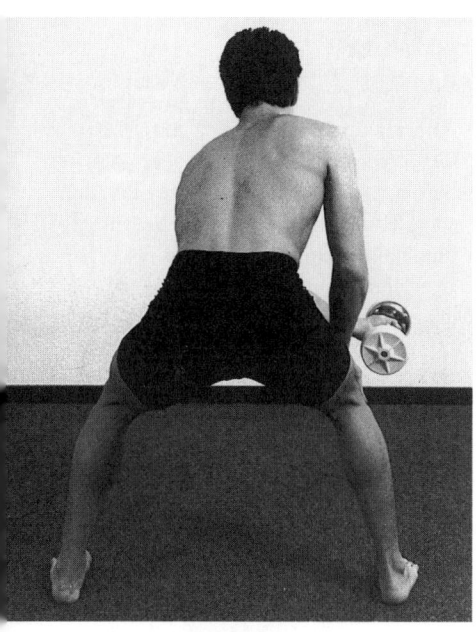

»WS-Extensoren und WS-Rotatoren mit Kurzhantel«

Bild 2.19 bis 2.21

Diese koordinativ schwierige Übung ist eine der besten Möglichkeiten praxisbezogenes Muskelaufbautraining der Rückenstreckmuskulatur, der interskapulären Muskulatur und der Rumpfrotatoren bei stabilisierter Lendenwirbelsäule durchzuführen.

2.19

2.20 2.21

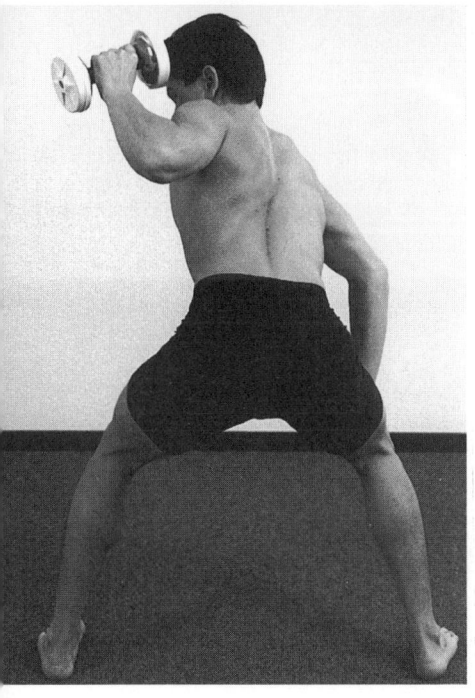

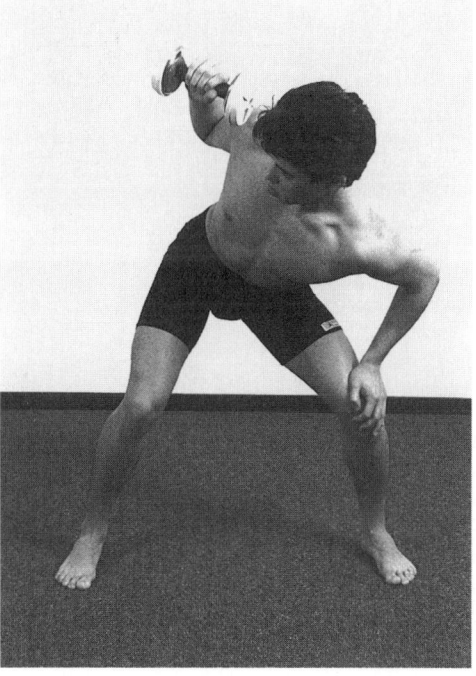

127

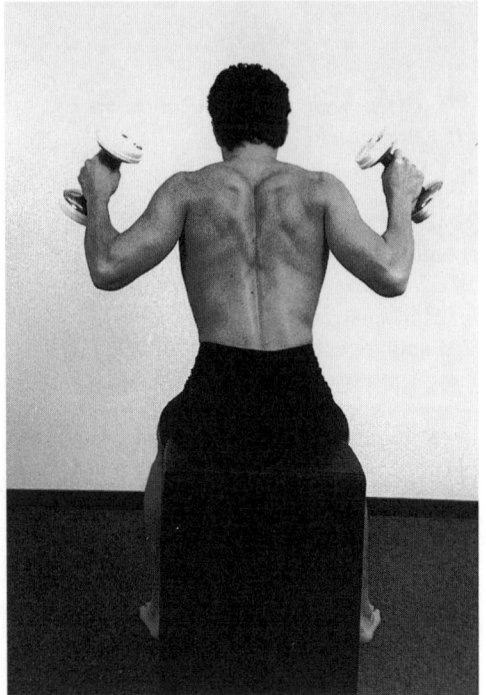

»Albatros«

Bild 2.22

Auf der Grundlage einer statisch stabilisierten LWS arbeiten die Arme bei der »Albatros«-Übung bilateral ohne Rumpfrotation. Ein Lagerungsblock als Sitzhilfe ist anfangs möglich. Das Ziel ist jedoch die Durchführung im freien Stand.

»Umsetzen einer Gewichtslast«

Abb. 2.23 und 2.24

Diese alltagsbezogene Übung erfordert neben ausreichender Kraft in erster Linie die koordinative Beherrschung des Bewegungsvorganges und eine gute Flexibilität im Becken-Bein-Bereich.

2.22

2.23

2.24

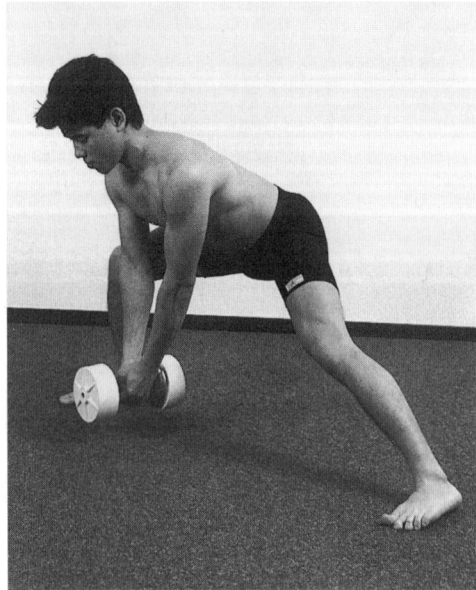

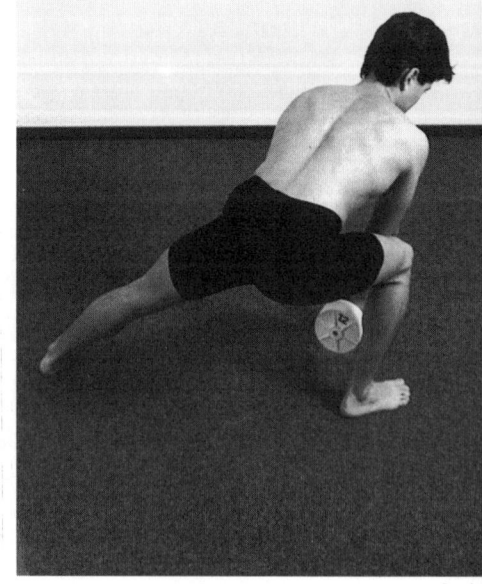

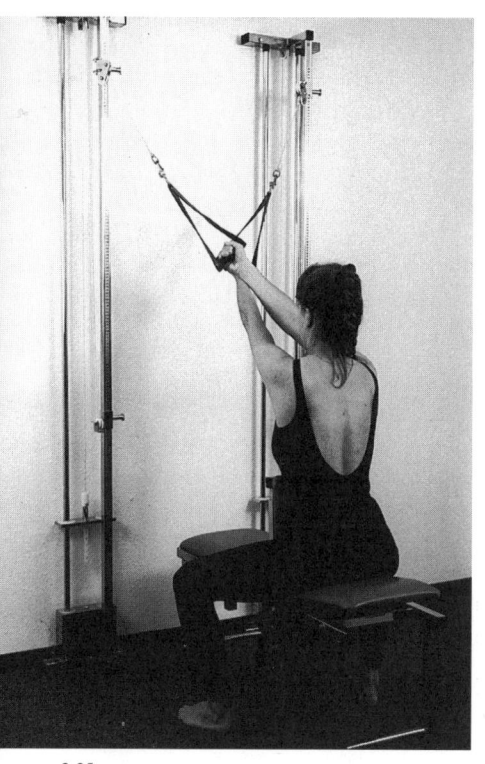

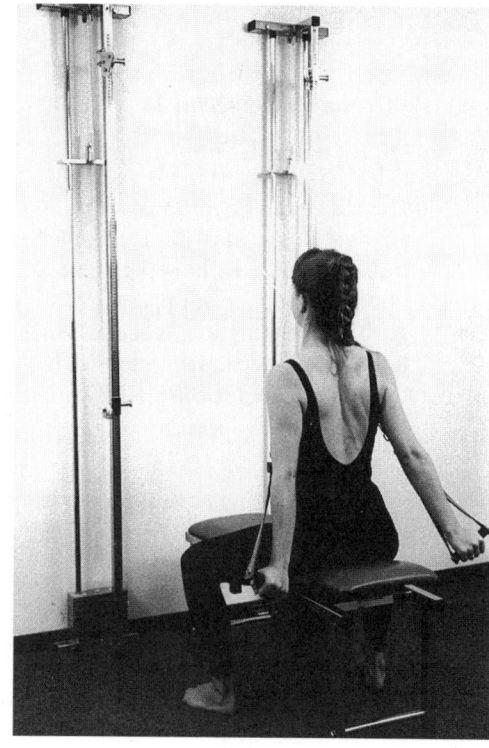

2.25

2.26

»Dorsal-Pull am Zugapparat«

Abb. 2.25 und 2.26

Mit dem Dorsal-Pull werden die Rük-
kenextensoren, die interskapulären
Muskeln, die Schulterextensoren und
der M. latissimus dorsi trainiert.
Diese koordinativ leichte Übung läßt
sich sehr rasch in die Behandlungseinheit integrieren.

»Ventral-Pull am Zugapparat«

Abb. 2.27

Eine technisch einwandfreie Durchführung der Übung ist notwendig, um
die Hauptwirkung für die Rumpfflexoren zu erreichen. Die Arme dienen
dabei lediglich als statischer Hebel,
die Dynamik muß über die Bauchmuskulatur laufen.

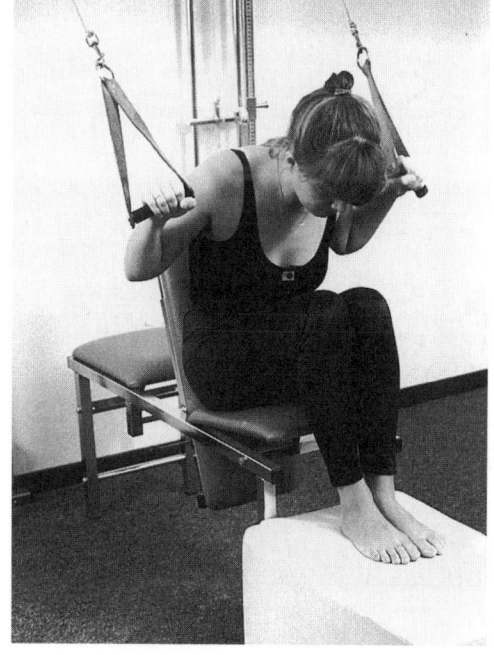

2.27

»Dorsal-Pull-Special 1«
Abb. 2.28 und 2.29

Die auf einem Lagerungsblock aufge-
stellten Beine und die Rückenlehne
der Trainingsbank bewirken eine Stabilisation und Fixation der LWS. Je
nach Einstellung der Rückenlehnen-
höhe lassen sich die gesamte BWS
oder nur Teile der BWS aktiv mobilisieren und stabilisieren.

2.28   2.29

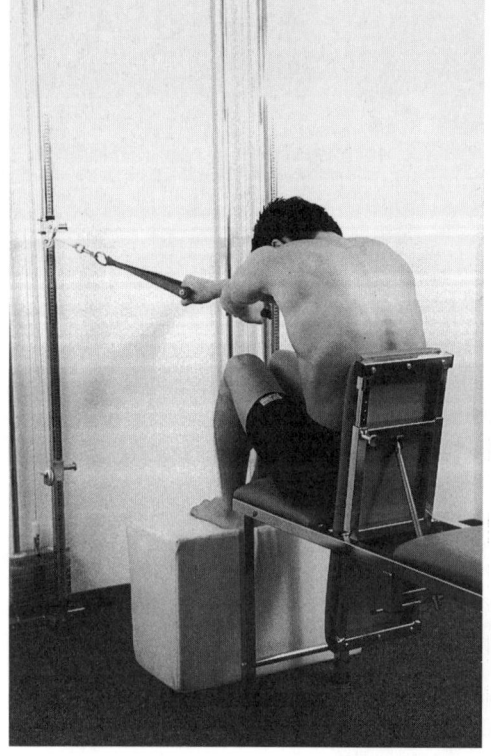   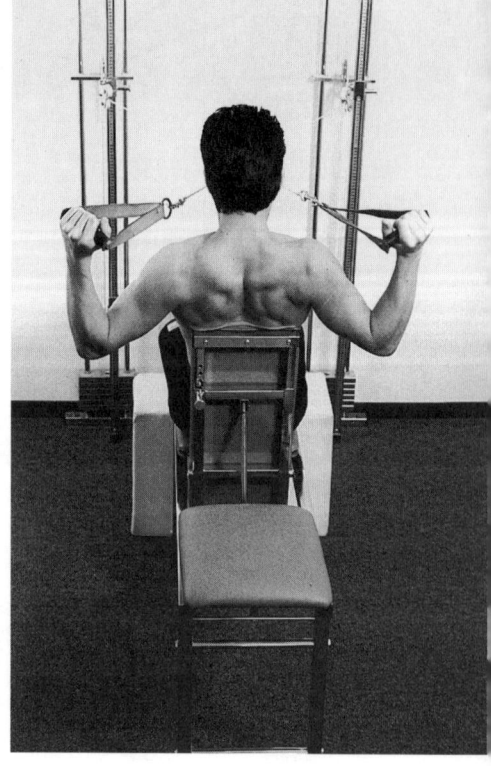

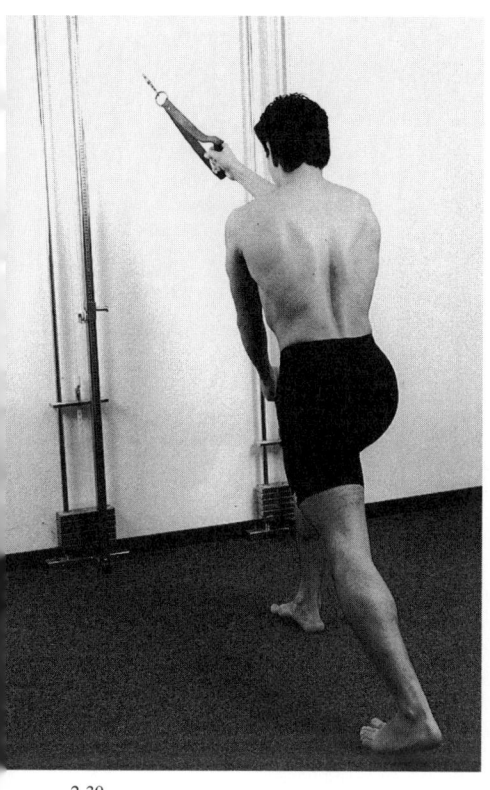
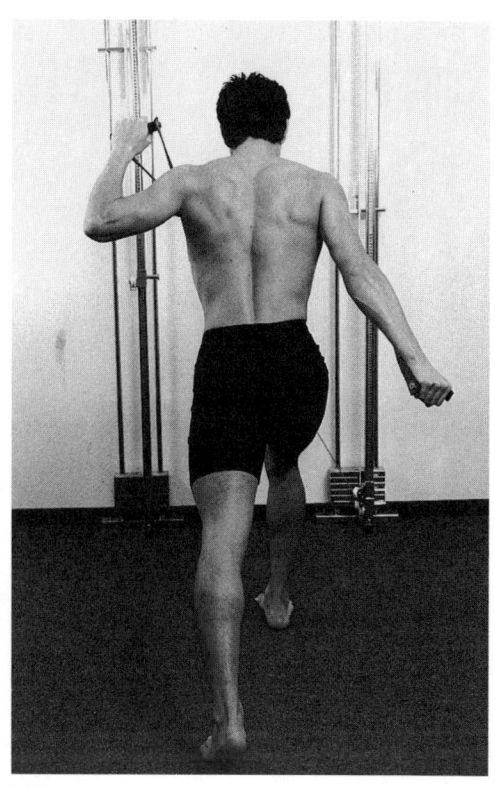

2.30

2.31

»Dorsal-Pull-Special 2«

Abb. 2.30 und 2.31

Diese Ganzkörperübung stellt hohe Ansprüche an die Koordination. Auf eine gute Stabilisation der LWS (Bauchmuskulatur) und auf einen stabilen Stand muß geachtet werden.

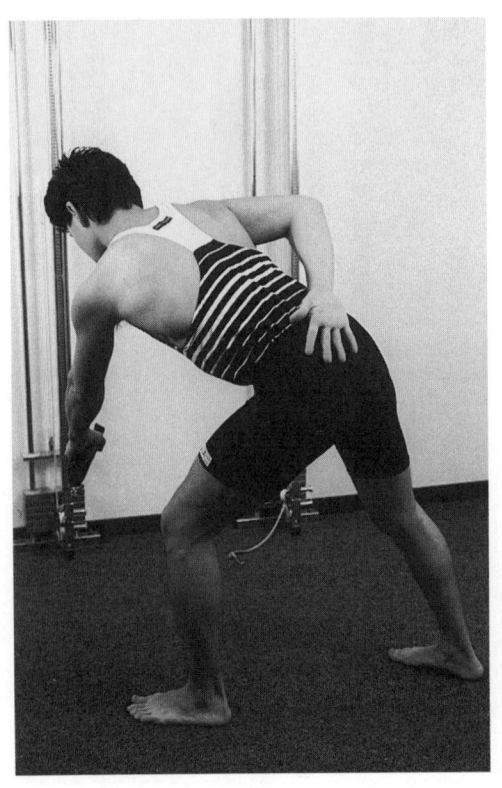
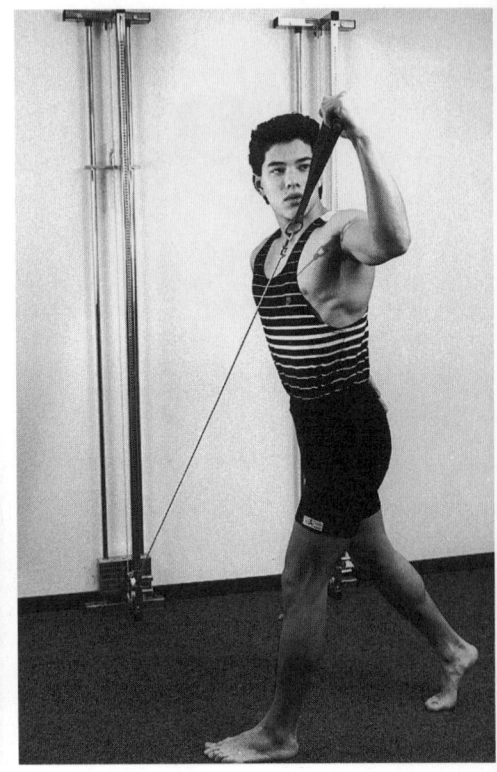

2.32

2.33

»Rotations-Pull«

Abb. 2.32 und 2.33

Neben der Schulter- und Armmuskulatur wird hier der koordinative Ablauf des Aufrichtens mit Zusatzbela-
stung bei stabilisierter LWS geübt.

132

»Sprung-Stabilisation«

Abb. 2.34

Einen wichtigen Teil der Behandlungsprogramme von Fortgeschrittenen WS-Patienten nehmen Sprungstabilisationen ein. Es wird vor allem auf eine ausreichende Kokontraktion der ventralen und dorsalen Rumpfmuskulatur Wert gelegt.

»Elektrogymnastik«

Abb. 2.35

Die aktive Behandlung von extrem schwachen Muskelgruppen kann über eine gezielte Elektrostimulation (hier: interskapuläre Muskulatur, M. trapezius pars ascendens) unterstützt werden.

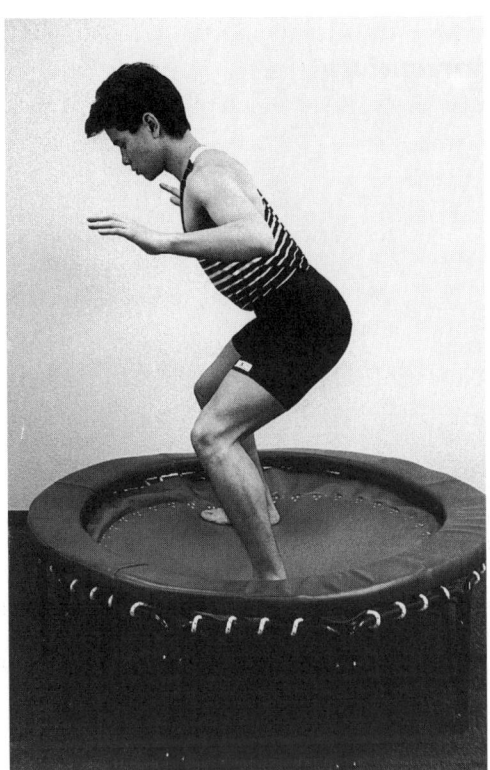

2.34

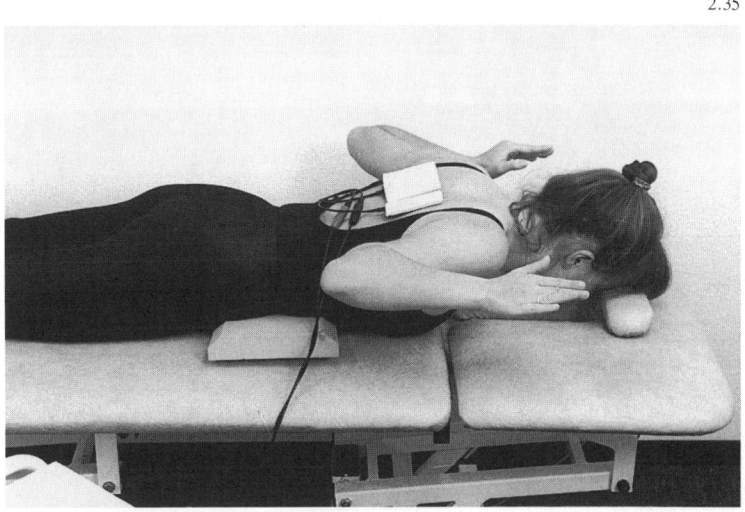

2.35

TEIL 3
Übungsbeispiele untere Extremitäten
(Bild 3.1 bis 3.46)

»*PNF, Vastus medialis-Übung*«

Bild 3.1 und 3.2

Wird das Vastus medialis-Teilpattern aus dem PNF-Programm koordinativ beherrscht, läßt sich diese Übung un-ter Verwendung von Zusatzlasten gut in die Aufbauphase des rehabilitativen Muskelaufbautrainings integrieren.

○○ M. quadriceps (Vasti-Anteile)
○   Fuß- und Zehenextensoren

3.1

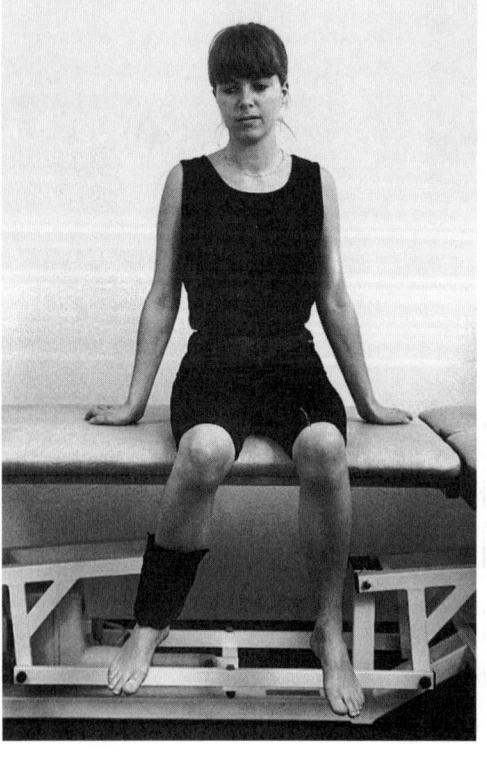

3.2

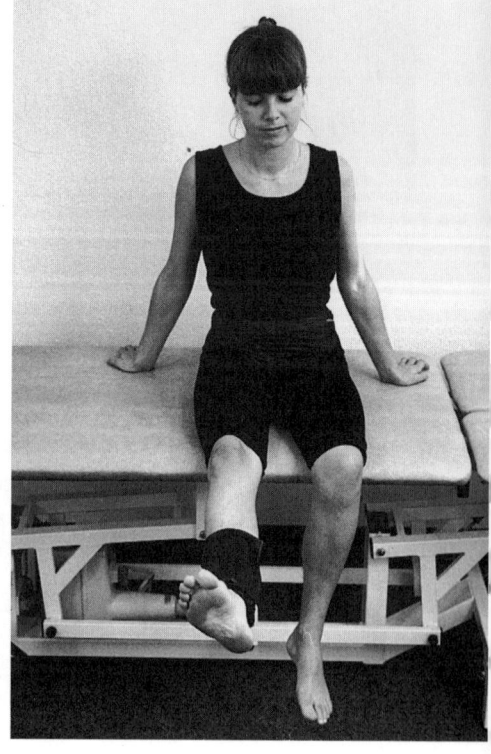

134

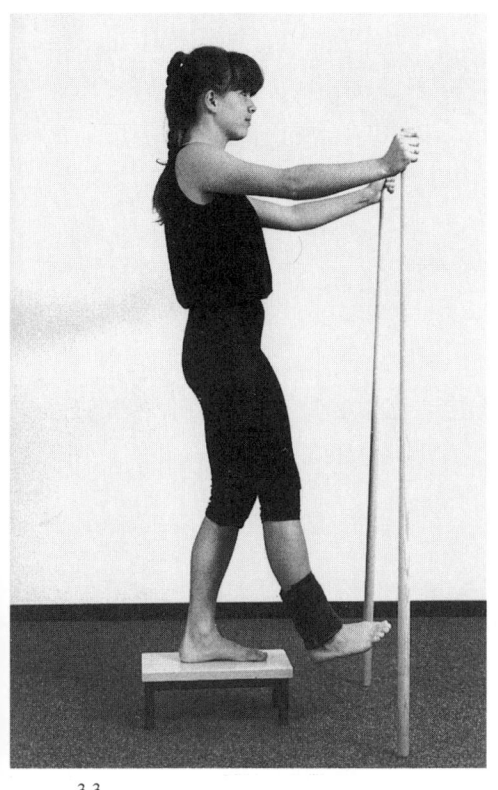

3.3

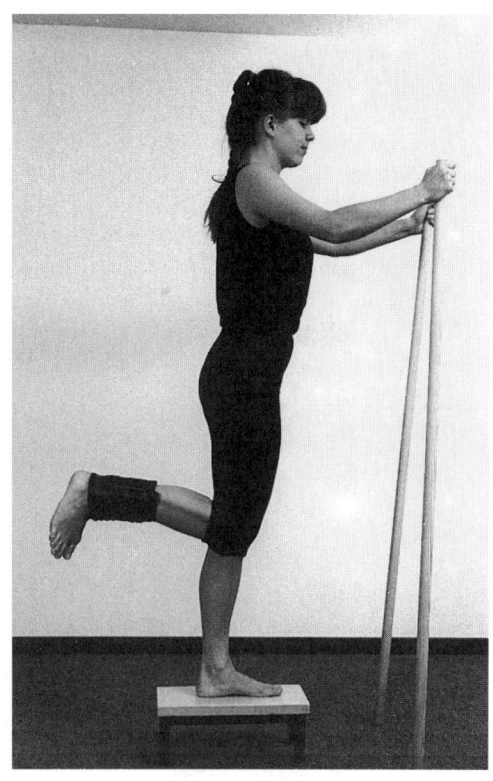

3.4

»*Kniebeuger im Stand*«

Bild 3.3 und 3.4

○○ Knieflexoren
○○ gesamte Muskulatur des Standbeines

»Hüftabduktoren
aus Seitlage«
Bild 3.5

Entsprechend der Alltagsbeanspru-
chung für die Hüftabduktoren wird
das obere Bein in 0 bis max. 15 Grad
Abduktion eingestellt und statisch
stabilisiert. Der zusätzliche Fersen-
schub in Richtung der Beinachse nach
kaudal verhindert zu starke Mithilfe
des M. quadratus lumborum.

○○ Hüftabduktoren
○ Bauchmuskulatur
○ Hüftextensoren

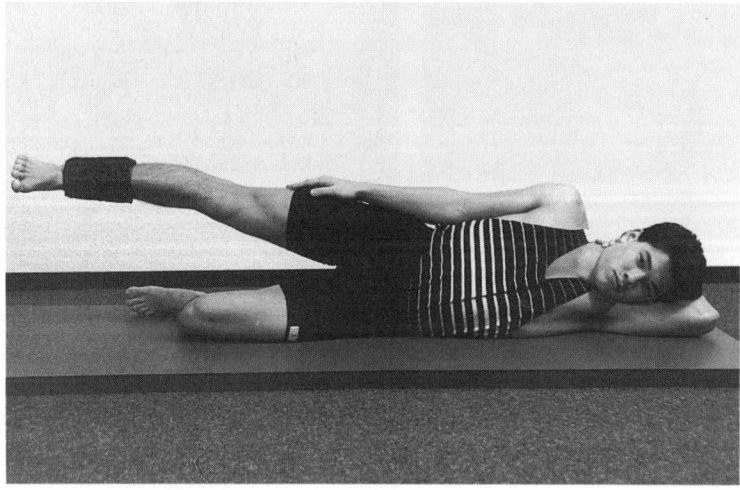

3.5

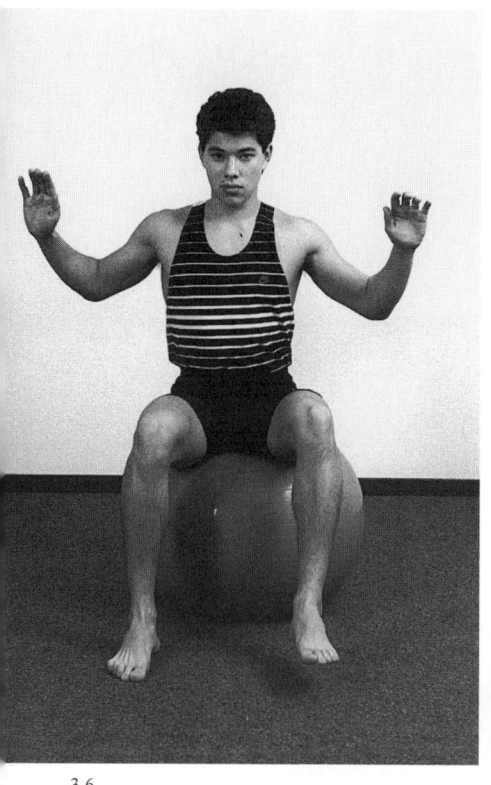

3.6

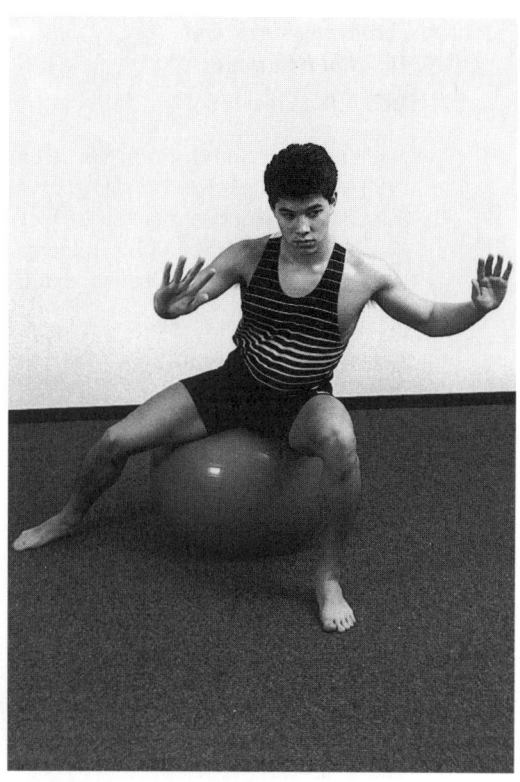

3.7

**Belastungs- und Stabilisations-
übungen mit dem Therapieball**

Bild 3.6 und 3.7

Vor allem in der Frühphase der muskulären Rehabilitation ist die wohl
dosierte Steigerung der Belastung gut
unter Verwendung des Therapiebal-
les zu üben.

○○ gesamte Muskulatur des belaste-
    ten Beines
○ Rumpfmuskulatur

»Hüftextensoren und WS-Stabilisation«

Bild 3.8

Nach sicherer Stabilisation vor allem der LWS über die Kokontraktion von Bauch- und Rückenmuskulatur werden die Hüftgelenke uni-, bilateral oder im reziproken Wechsel extendiert.

○○ Rumpfstabilisatoren
○○ Hüftextensoren

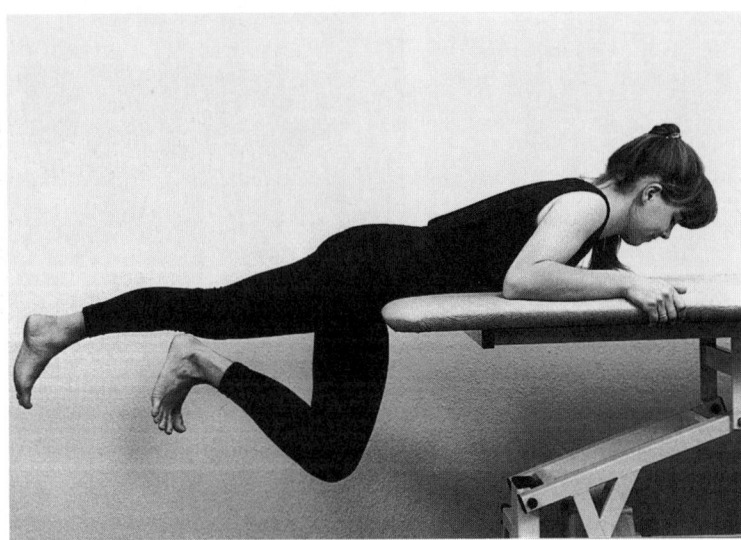

3.8

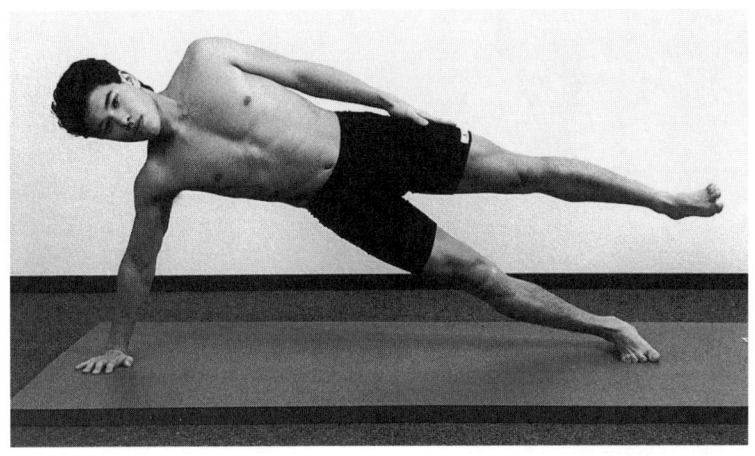

3.9

»Lateraler Stütz«

Bild 3.9

Diese Ganzkörperübung läßt sich sehr gut zum komplexen Training der Hüftabduktoren einsetzen. Das belastete untere Bein wird im Bereich von 0 bis 15 Grad Abduktion eingestellt.

○○ Rumpfmuskulatur
○○ Hüftabduktoren und gesamte Muskulatur des belasteten unteren Beines

»Elektrogymnastik«

Bild 3.10

Bei ausgeprägten Innervationsstörungen der Kniestreckmuskulatur und passiver Streckhemmung läßt sich über die passiv-aktive Kombination einer Gurtfixation (unter der Kniekehle liegt ein »Abstandshalter«), einer Elektrostimulation und einer aktiven Willkürkontraktion des Patienten ein erfolgversprechendes Zusatzprogramm durchführen.

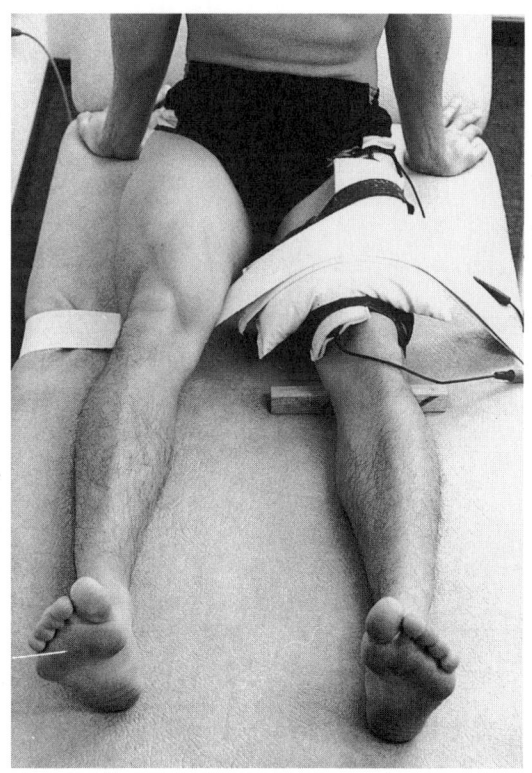

3.10

139

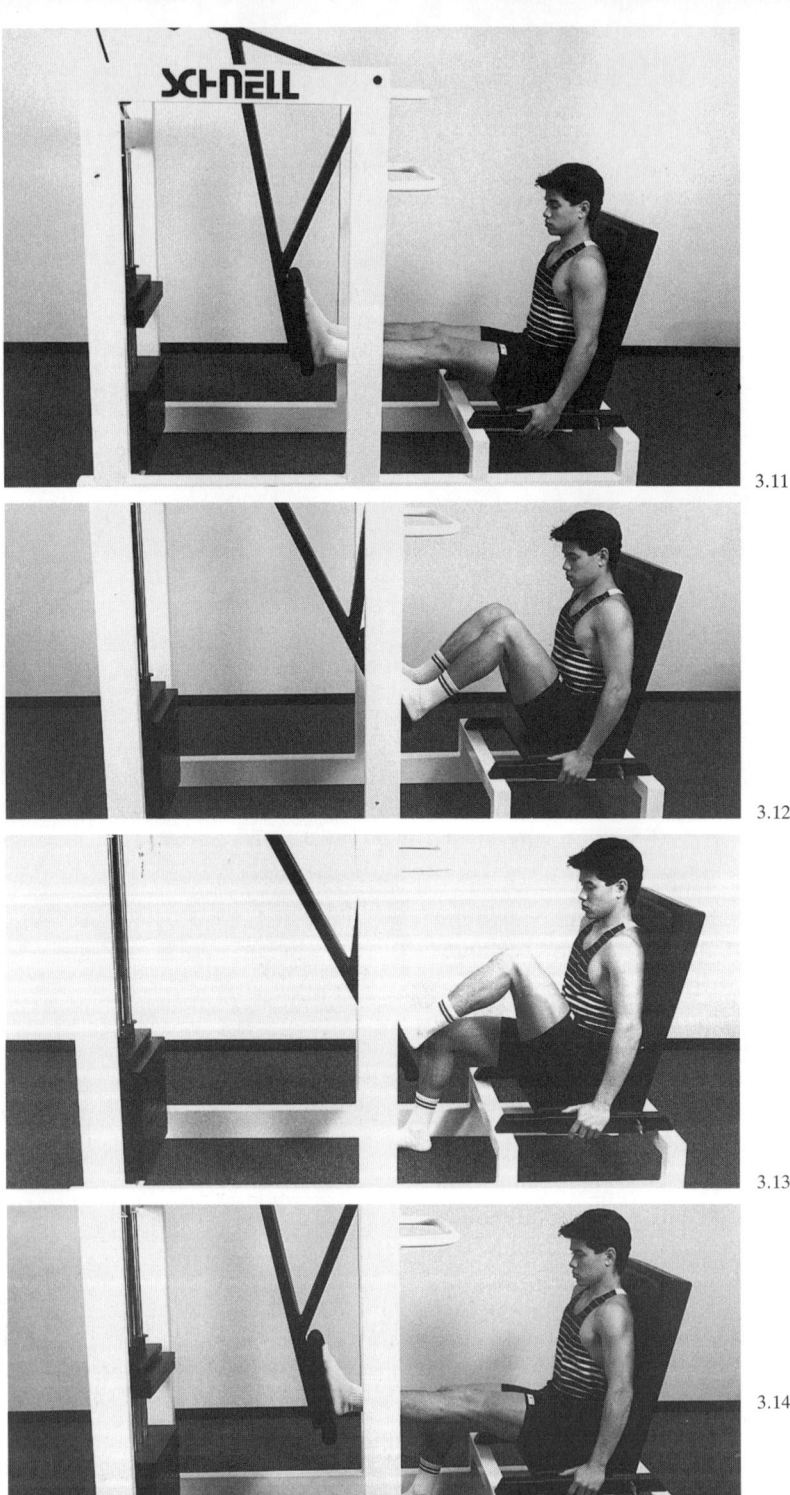

3.11

3.12

3.13

3.14

»Beinpresse bilateral und unilateral«
Bild 3.11 bis 3.14

In diesem »geschlossenen« System der Muskelschlinge der Beinextensoren ist komplexes Training mit deutlich geringerer Druckbelastung der Kniegelenke als beim Üben in »offenen« Systemen (z. B. Abb. 3.1 und 3.2) möglich.
Allerdings können einzelne und schwache Glieder dieser Extensorenkette nicht so intensiv trainiert werden wie bei isolierten Übungen.

○ gesamte Extensorenkette eines Beines/beider Beine

»Beinpresse, Wadenmuskulatur bilateral«
Bild 3.15 und 3.16

Über die Druckplatte der Beinpresse können die Fuß- und Zehenflexoren isoliert von der gesamten Extensorenkette des Beines geübt werden.

○○○ Fuß- und Zehenflexoren

3.15

3.16

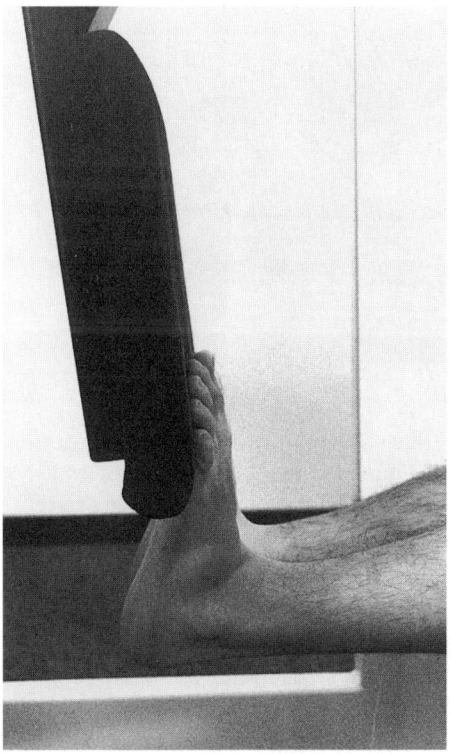

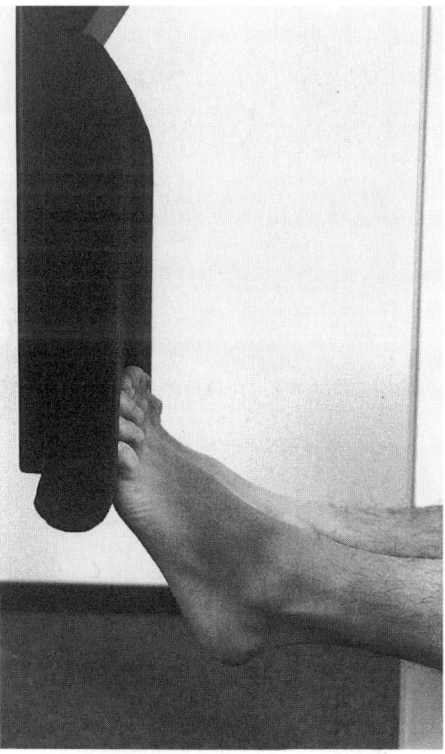

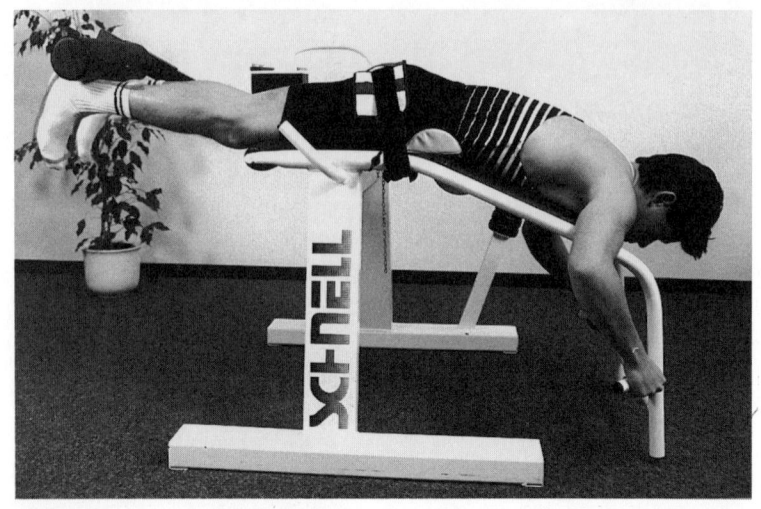

3.17

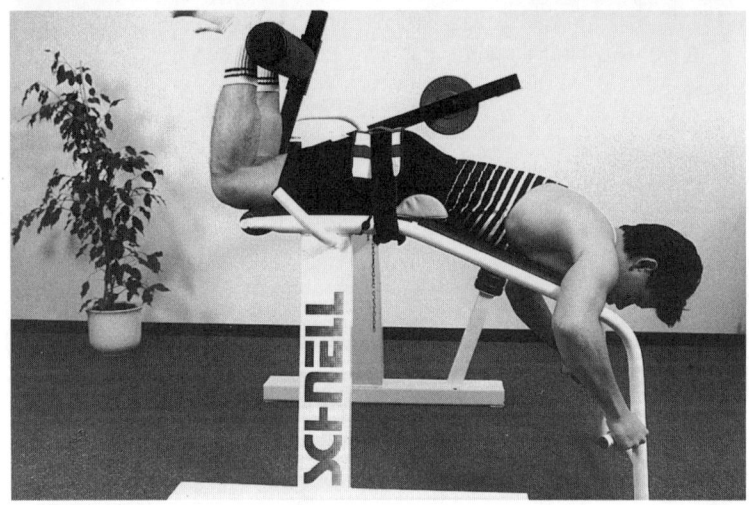

3.18

»Kniecurler, Flexion bilateral«
Bild 3.17 und 3.18

Über die wechselnde Stellung der Sprunggelenke kann eine unterschiedliche Reizsetzung erreicht werden. Dorsalextension begünstigt die zweigelenkige Wadenmuskulatur in ihrer Funktion als Assistenten der Knieflexoren, Plantarflexion hemmt die Wadenmuskulatur und fordert Mehrarbeit der ischiokruralen Muskulatur. Auf eine ausreichende aktive und u. U. passive Gurtfixation zur Vermeidung von unerwünschten Ausweichbewegungen muß geachtet werden.

○○○ Knieflexoren
○   Wadenmuskulatur
○   Rumpfstabilisatoren

»Isokinetik, Kniestrecker unilateral«

Bild 3.19

Dieses sogenannte klassische »Knie-curlen« im »offenen« System trainiert zwar isoliert die Kraft der Knieexten-soren, insbesondere der drei einge-lenkigen Vasti-Anteile, es provoziert aber deutlich höhere Gelenkdrücke, als das Üben in der geschlossenen Extensorenkette (Bild 3.11–3.14). Außerdem findet, je nach Angriffs-punkt der Gegenkraft des Fußhebels, ein mehr oder weniger starker Gleit-vorgang Tibia gegen den Femur statt. Setzt die Gegenkraft etwa in der Mitte des Unterschenkels an, so ent-steht ein relativ geringer Gleitvor-gang, im proximalen Drittel wird ein deutliches Dorsalgleiten, im distalen Drittel ein starkes Ventralgleiten aus-gelöst.

○○○ Knieextensoren (Vasti-An-teile)

○ Fuß- und Zehenextensoren

3.19

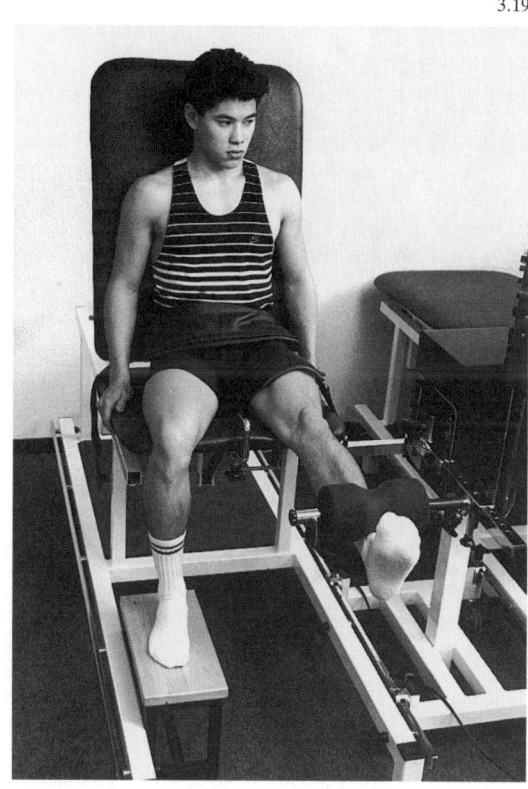

**»Hüftmaschine,
Hüftabduktion«**

Bild 3.20 und 3.21

Der Drehpunkt des Maschinenhebels befindet sich bei dieser Übung deckungsgleich über dem Hüftgelenk des mobilen Beines. Bei der dynamischen Ausführung reicht der Weg aus der

Adduktion in eine 0 bis 20 Grad Abduktionsstellung.

Diese Übung erfordert eine starke statische Stabilisationsarbeit des Standbeines.

○○ gesamte Muskulatur des Standbeines
○○ Hüftabduktoren des mobilen Beines

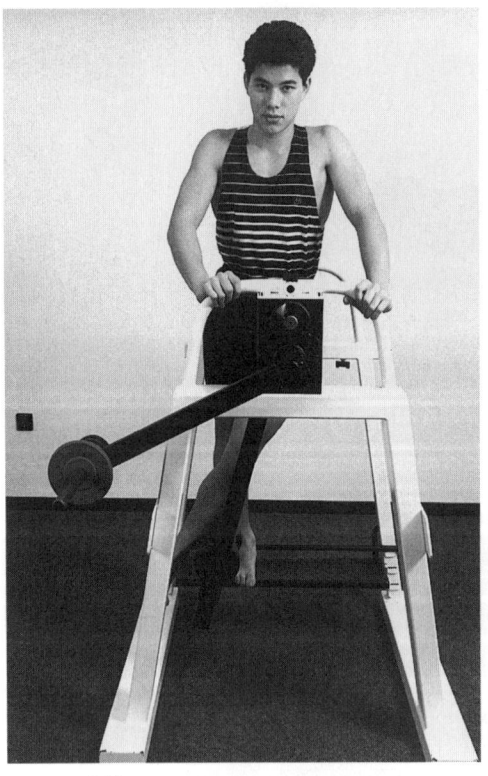

3.20

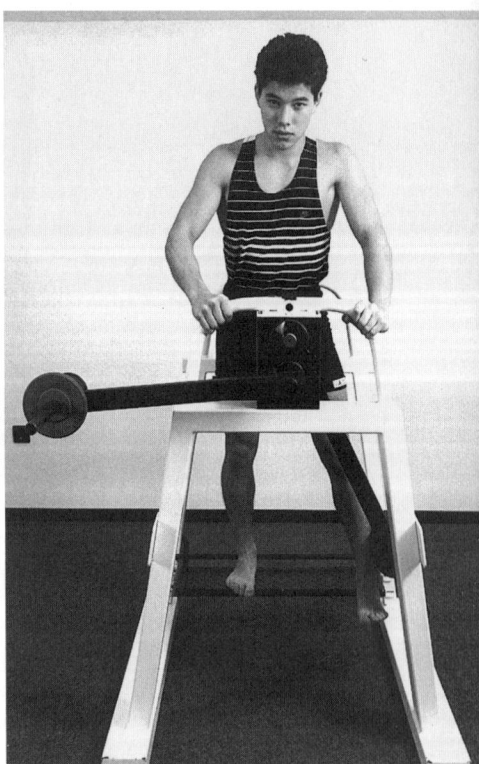

3.21

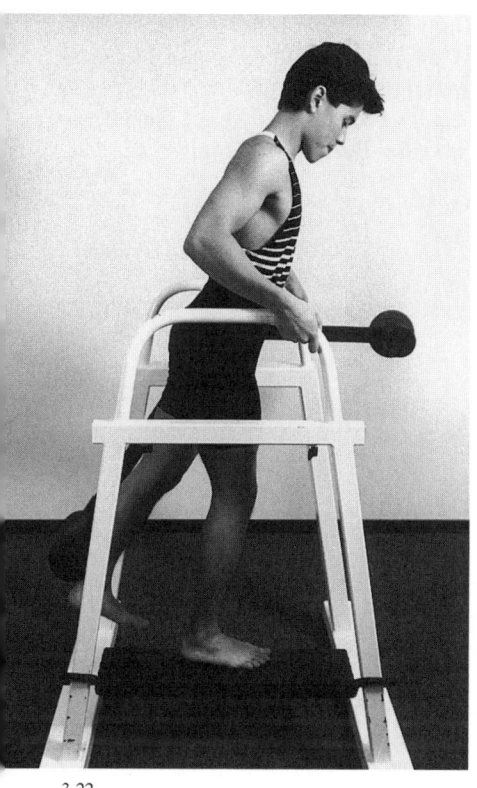

3.22

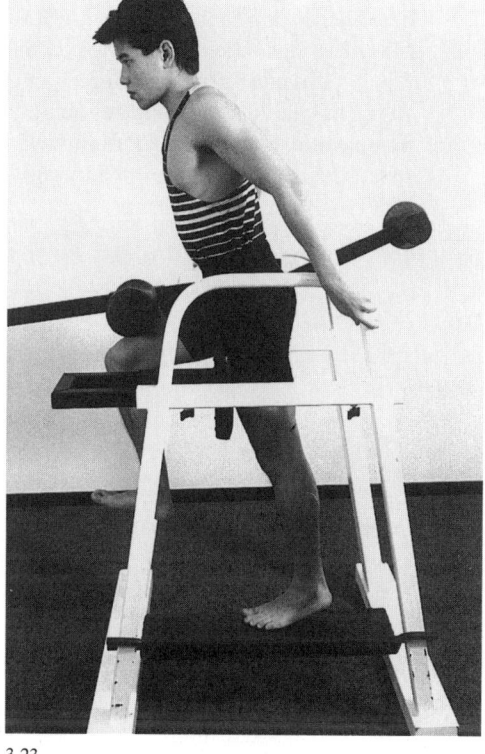

3.23

**»Hüftmaschine,
Hüftextensoren«**

Bild 3.22

- ○○ gesamte Muskulatur des Stand-
  beines
- ○○ Hüftextensoren des mobilen
  Beines

**»Hüftmaschine,
Hüftflexoren«**

Bild 3.23

- ○○ gesamte Muskulatur des Standbeines
- ○○ Hüftflexoren des mobilen Beines

»Step-up-Übung«
Bild 3.24 bis 3.27

Diese Übung trainiert die Extensorenkette des belasteten Aufsteigebei-
nes. Die beiden Stäbe dienen zur Stabilisation des Gleichgewichtes. Das
kleine Schaumstoffpolster unter dem
Zugbein läßt die Kontrolle zu, ob und
in welchem Umfang der Patient zwischen den Step-up-Übungswiederho-

lungen Bodenkontakt mit Druck- und
Gewichtsentlastung für das zu trainie-
rende Bein zuläßt.
In der Frontansicht ist auf die ausreichende Beckenstabilisation zu achten.

○○○ Extensorenkette des Aufstei-
        gebeines
○   Rumpf- und Beckenstabilisa-
        toren

3.24

3.25

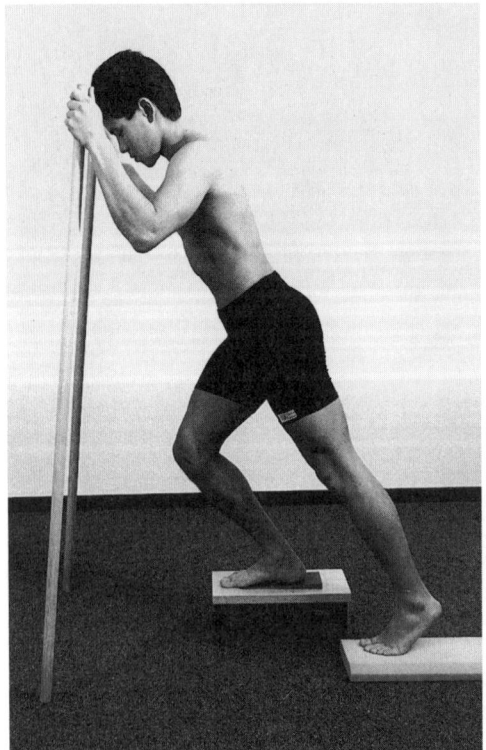

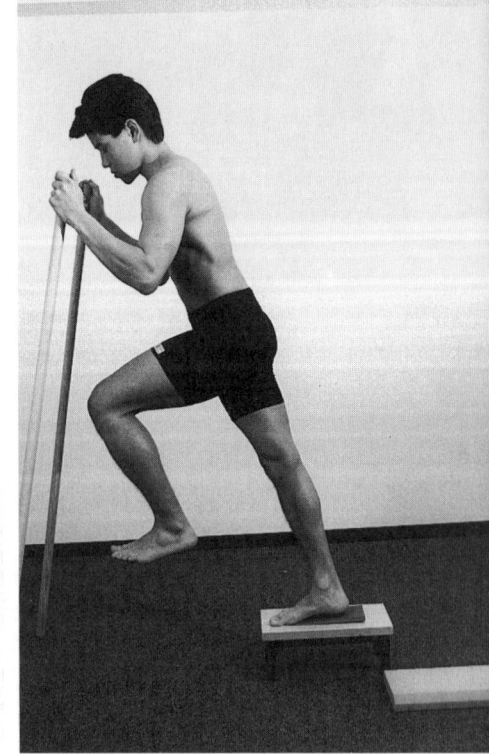

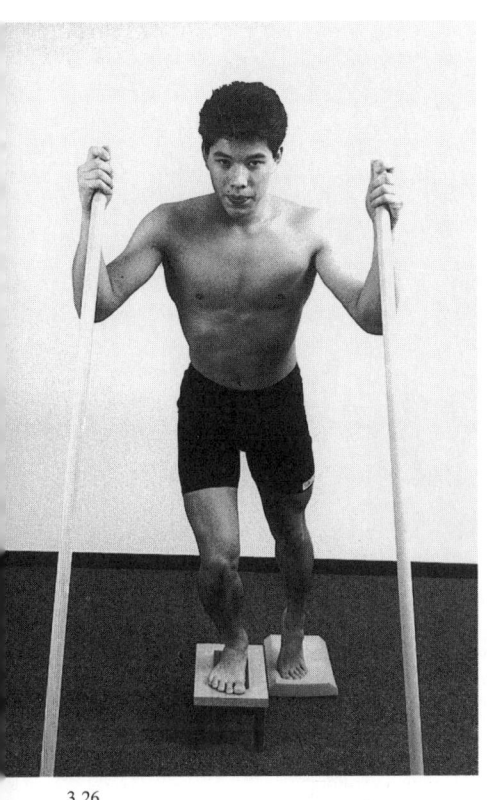

3.26

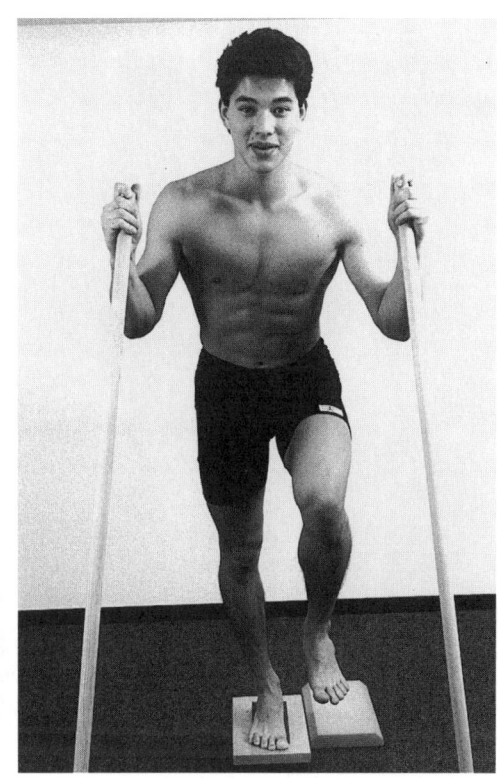

3.27

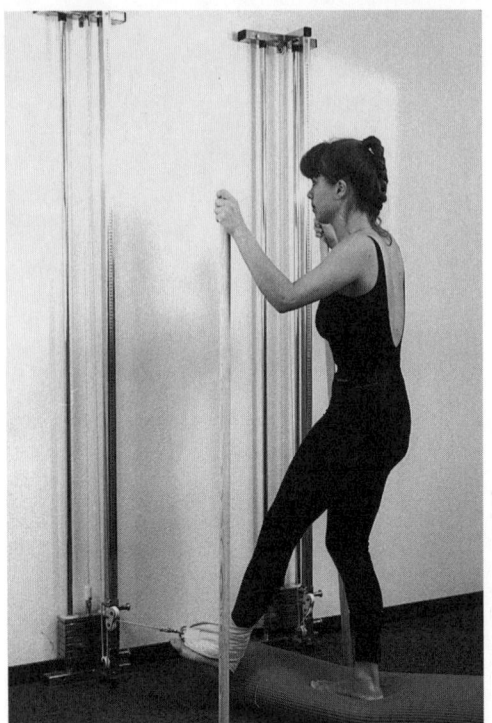

3.28

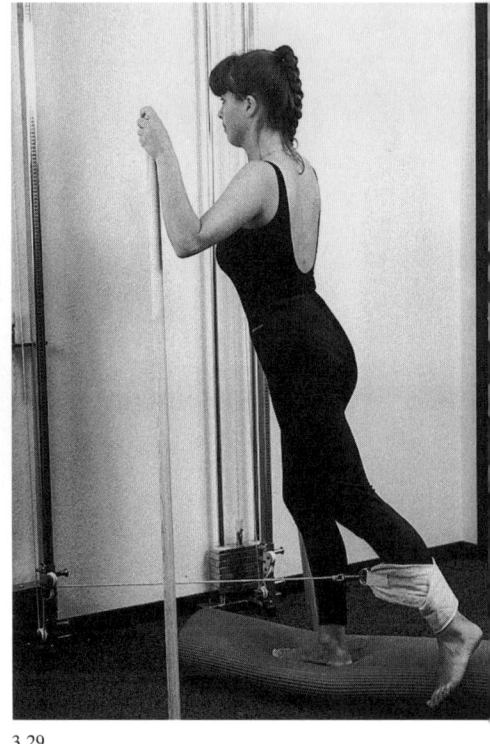

3.29

»Stabilisation des Standbeines am Zugapparat«

Bild 3.28 bis 3.31

Bild 3.28 und 3.29 zeigen die Standbeinstabilisation in der sagittalen Ebene, Bild 3.30 und 3.31 zeigen die Stabilisation in der frontalen Ebene. Diese Stabilisationen werden über die

dynamische Arbeit des Zugbeines erreicht. Der labile Untergrund unter dem Standbein erschwert die Stabilisation.

○○○ gesamte Muskulatur des Standbeines
○○ Hüftextensoren bzw.
○○ Hüftabduktoren des Zugbeines
○○ Rumpfstabilisatoren

148

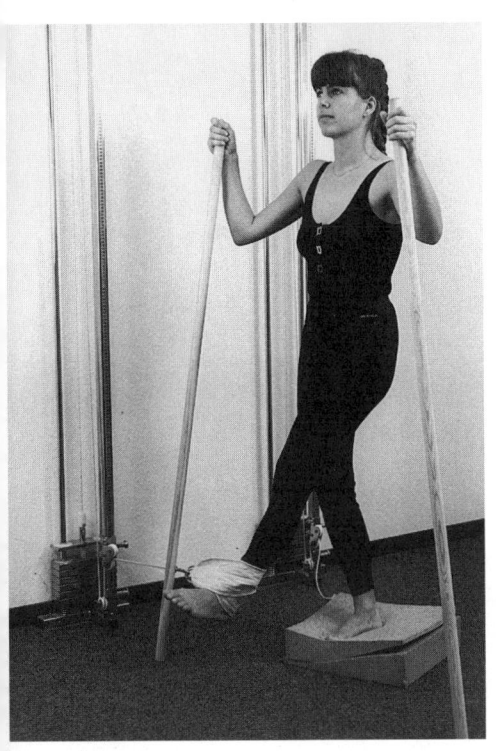

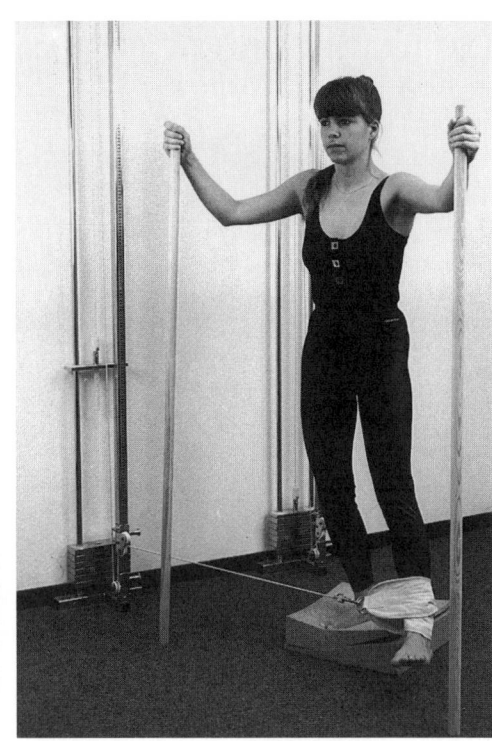

3.30

3.31

»Innenrist-Schuß«

Bild 3.32

Diese Übung, ausgeführt gegen ein elastisches Zugband, eignet sich zur kon- und exzentrischen Belastung der Muskulatur, die bei einem Innenrist-Schuß eingesetzt wird.

Auch Test- und Provokationsübungen können so durchgeführt werden.

○○ Muskulatur des dynamischen Schußbeines (insbesondere Adduktoren, Knieextensoren)

○○ gesamte Muskulatur des Standbeines

○ Rumpfstabilisatoren

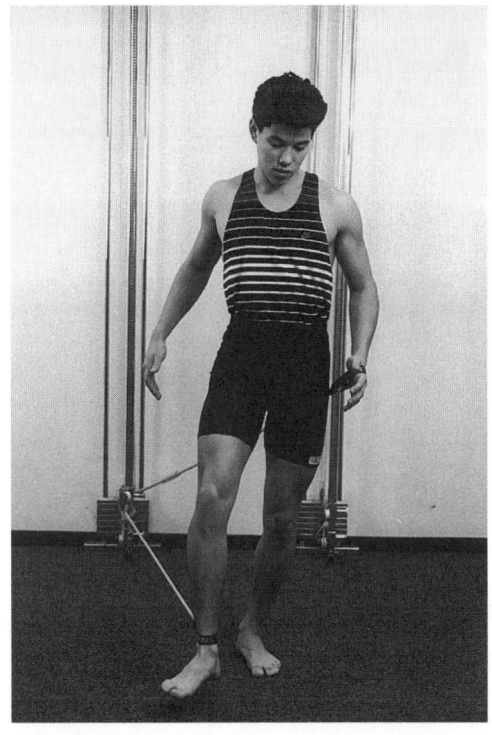

3.32

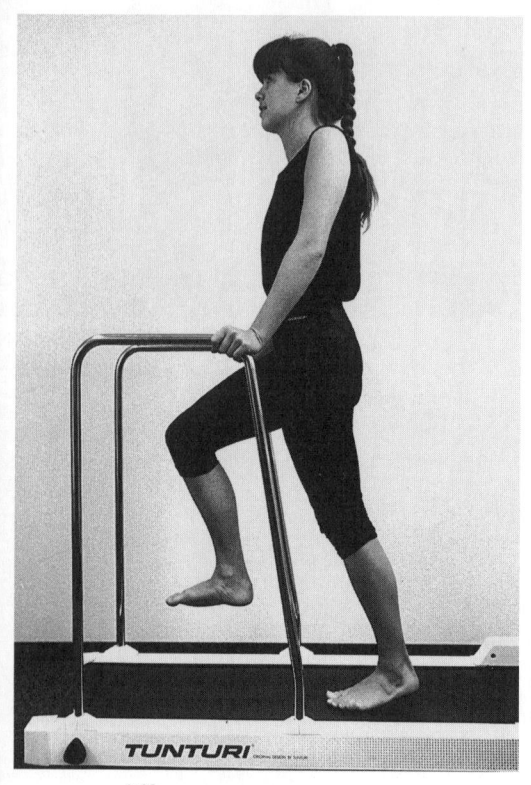

3.33

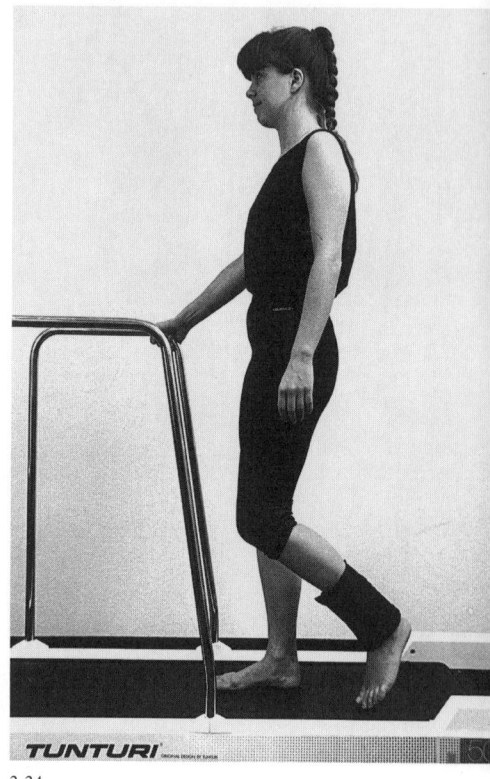

3.34

»Laufband Gehschule«

Bild 3.33 und 3.34

Auf dem elektronischen Laufband mit variabler Laufbandgeschwindigkeit läßt sich eine Gehschule durchführen.

Zwei Beispiele:
Das unilaterale Anheben eines Beines verlängert die Belastungsphase und betont die Hüftextension des belasteten Beines (Bild 3.33).

Bei Patienten mit einer koordinativ bedingten Streckhemmung im Kniegelenk kann die Ausschwungphase des Unterschenkels des Schwungbeines nach ventral durch eine Gewichtsmanschette unterstützt werden (Abb. 3.34).

»Fahrrad-Ergometer«
Bild 3.35

Neben einem Aufwärmprogramm
vor rehabilitativem Aufbautraining
kann auf dem Ergometer ein beglei-
tendes kardiopulmonales Ausdauertraining, ein Kraftausdauerpro-
gramm für beide Beine oder ein Programm zur Stabilisation von erreich-
ter Flexibilität der Gelenke der unteren Extremitäten durchgeführt werden.

3.35

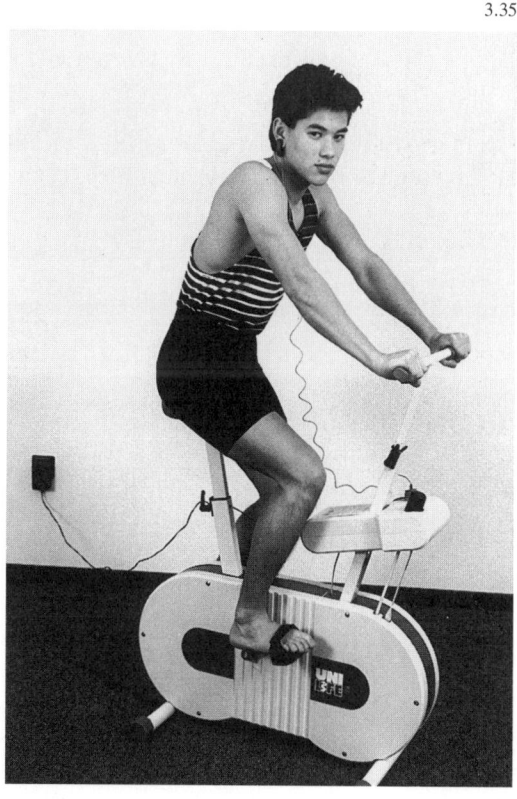

Therapietrampolin –
Sprung- und Belastungsübungen
Bild 3.36 bis 3.38

Auf dem Therapietrampolin werden
druck- und belastungsreduzierte
Koordinations- und Stabilisations-
übungen durchgeführt. Daneben ist
das Üben von reaktivem Verhalten
möglich. Auf die komplexe Integration des Rumpfes und der unteren
Extremitäten muß in jedem Fall geachtet werden.

3.36

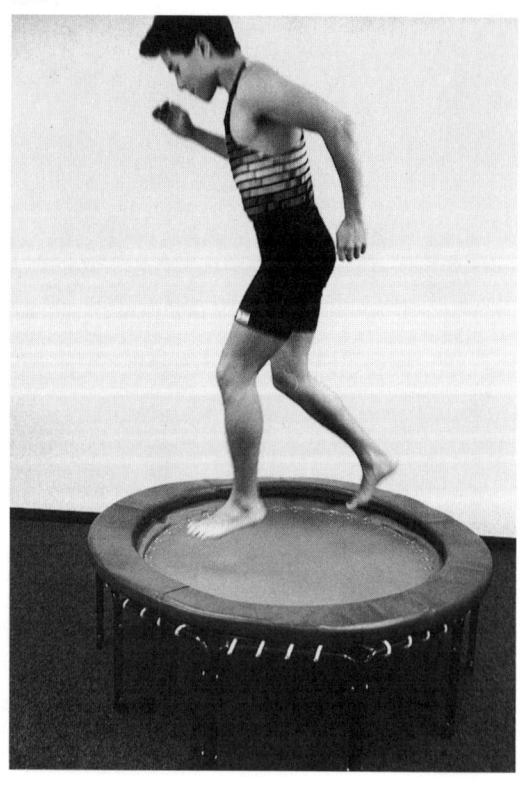

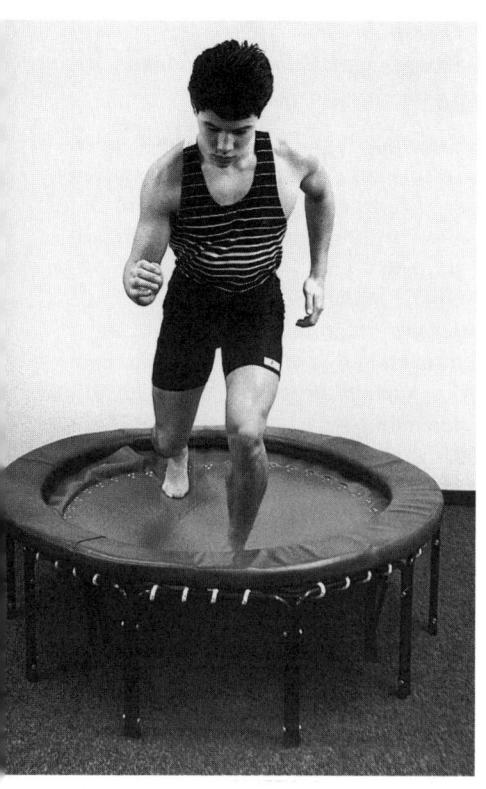

3.37

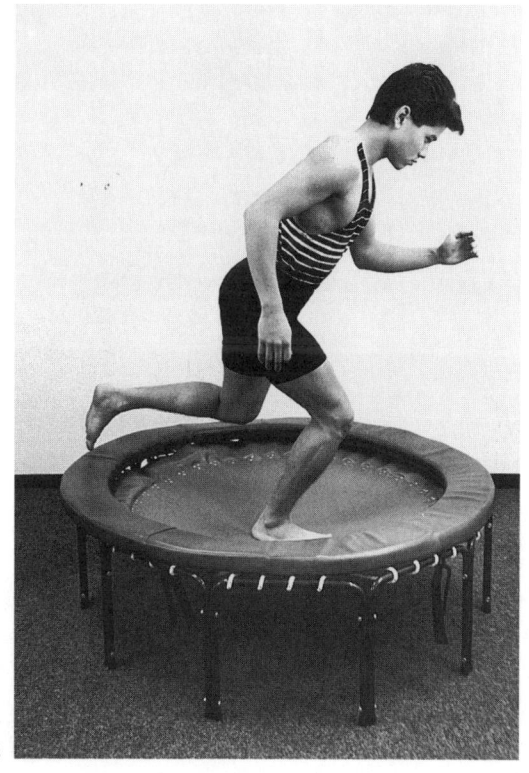

3.38

153

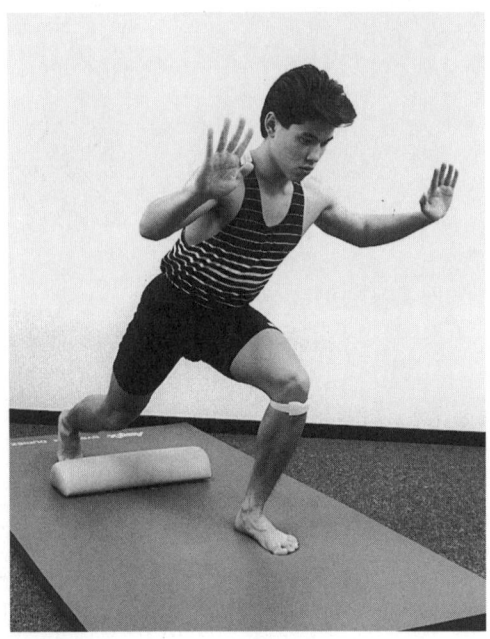

3.39

Therapiematte –
Sprung- und Belastungsübungen

Bild 3.39 bis 3.45

Gegenüber dem Trampolin stellen Sprung- und Belastungsübungen auf der Matte eine erheblich höhere Beanspruchung dar: die Dämpfung ist geringer.

Übungen dieser Art stehen am Ende der muskulären Rehabilitation. Belastungen in der sagittalen Ebene, (wie der Ausfallschritt Bild 3.39 und 3.40), der stabilisierte (»gestandene«) Halbhocksprung (Bild 3.43 bis 3.45) oder Belastungen in der frontalen Ebene durch den Kontakt-Seitsprung (Bild 3.41) und den freien Seitsprung (Bild 3.42) stellen hohe Anforderungen an die Ganzkörperkoordination und die Kraft- und Stabilisationsqualität der Muskulatur des gesamten Körpers.

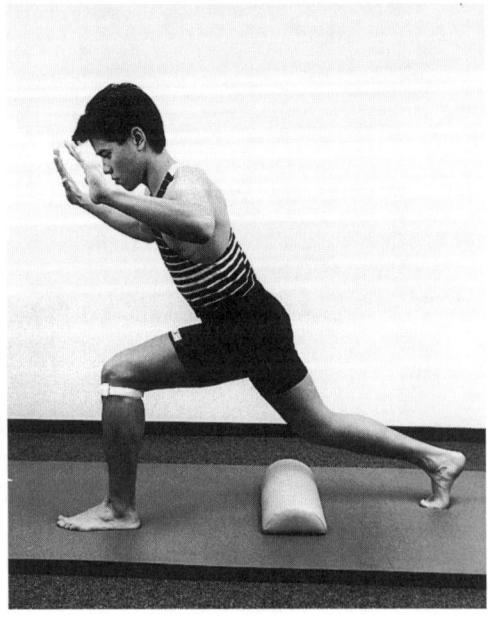

3.40

154

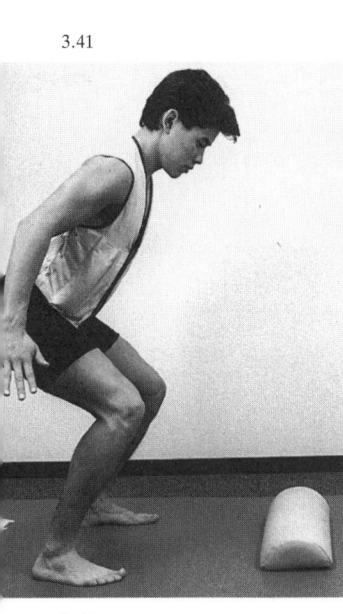

3.41

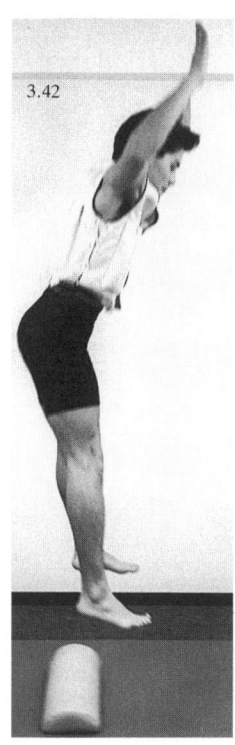

3.42

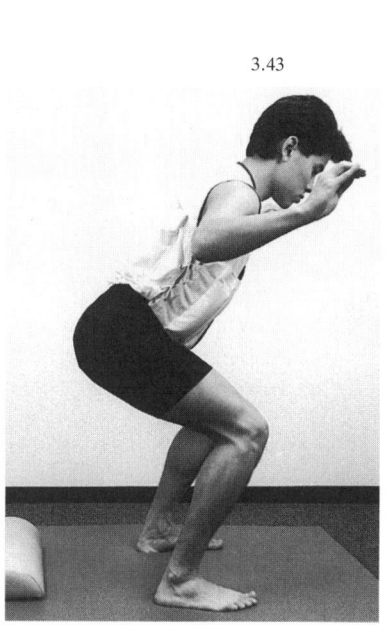

3.43

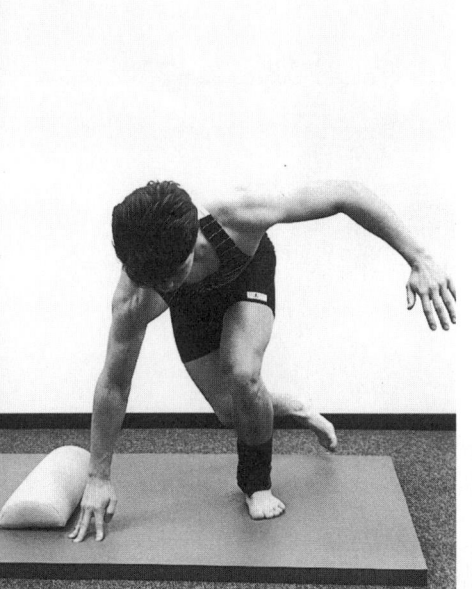

3.44

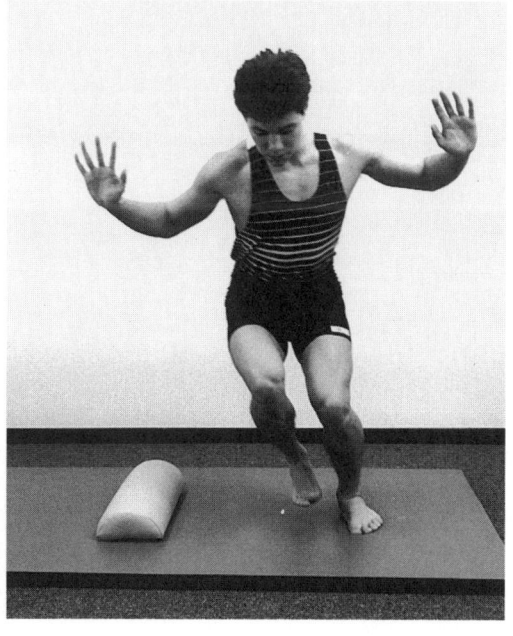

3.45

155

»Innenrist-Schuß«

Bild 3.46

Ähnlich der Innenrist-Schußübung
gegen das elastische Zugband (Bild
3.32) wird hier eine praxisbezogene
Provokation durchgeführt. Der
»Schuß« wird gegen einen mit
Schaumstoff gefüllten mobilen Lagerungsblock ausgeführt. Die Schußin-
tensität kann mit voll rehabilitierten
Probanden bis nahe 100% gesteigert
werden.

3.46

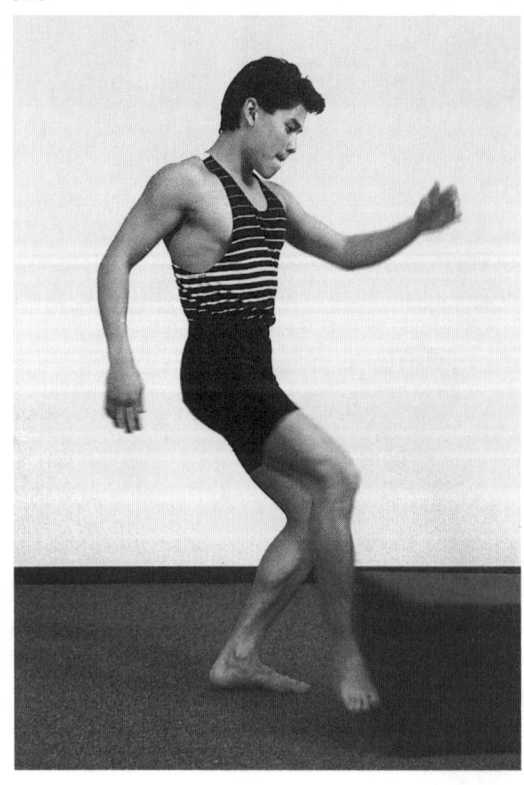

Literaturverzeichnis

✗ *Bührle, M.* (Herausgeber): Grundlagen des Maximal- und Schnellkrafttrainings. Schriftenreihe des Bundesinstituts für Sportwissenschaft, Band 56.

✗ *Bührle, M.:* Die Theorie des Krafttrainings am Ende ihres langjährigen Dornröschenschlafes? Lehre der Leichtathletik (LdLA) Nr. 29/1984.

Duesberg, F., A. Verdonk: Aspekte isokinetischer Test- und Diagnoseverfahren in der Sportmedizin. Aus: Droh, R., R. Spintge (Herausgeber): Schmerz und Sport. Springer, Berlin 1988.

Einsingbach, T.: PNF in Orthopädie und Traumatologie auf der Grundlage der Trainingslehre. Pflaum, München 1988.

Einsingbach, T., A. Klümper, L. Biedermann: Sportphysiotherapie und Rehabilitation. Thieme, Stuttgart 1988.

✗ *Einsingbach, T.:* Was ist isokinetisches Training? Informationsschrift, Selbstverlag 1989.

Gustavsen, R.: Trainingstherapie im Rahmen der Manuellen Medizin. Thieme, Stuttgart, New York 1984.

Hettinger, T.: Isometrisches Muskeltraining. Thieme, Stuttgart, New York 1983, 5. Auflage.

Hollmann, W., T. Hettinger: Sportmedizin – Arbeits- und Trainingsgrundlagen. Schattauer, Stuttgart, New York 1980, 2. Auflage.

Hollmann, W.: Sportmedizinische Aspekte zur Muskelkraft und zum Krafttraining. LdLA Nr. 4/1985.

✗ *Jesse, J.:* Der Mißbrauch von Kraftentwicklungsprogrammen. LdLA Nr. 8/9/1985.

Knebel, K.-P.: Funktionsgymnastik. Rowohlt, 1985.

✗ *Lysens, R.:* Elektrostimulation als Muskeltraining. LdLA Nr. 1/1983.

Ow, D. v., Zürich, G. Hüni, Glattbrugg (Herausgeber): Muskuläre Rehabilitation. Interdisziplinäre Physiotherapie und Rehabilitation, Band 3, Perimed, Erlangen 1987.

Preibsch, M., H. Reichardt: Schongymnastik. BLV Verlagsgesellschaft, München 1989.

Puhl, W. (Herausgeber): Isokinetisches Muskeltraining in Sport- und Rehabilitation. Interdisziplinäre Physiotherapie und Rehabilitation, Band 4. Perimed, Erlangen 1988.

Rüdiger, W. (Herausgeber): Lehrbuch der Physiologie, Band 1 und 2. VEB Verlag Volk und Gesundheit, Berlin 1978.

✕ *Schmidtbleicher, D.:* Klassifizierung der Trainingsmethoden im Krafttraining. LdLA Nr. 1/2/1985.

Spitz, L., J. Schnell: Muskeln Sie sich – Anleitung und Programme zum Kraft- und Muskeltraining mit Hanteln und Synchron-Geräten. Selbstverlag 1983.

Thiel, A.: Belastbarkeit des Bewegungsapparates durch Krafttraining im Kindes- und Jugendalter. LdLA Nr. 11/1985.

Verdonk, A., F. Duesberg: Möglichkeiten und Grenzen der isokinetischen Trainingssteuerungen in der Sportrehabiliation. Aus: Droh, R., R. Spintge (Herausgeber): Schmerz und Sport. Springer, Berlin 1988.

Weineck, J.: Optimales Training. Beiträge zur Sportmedizin, Band 10, Perimed, Erlangen 1985.

Weineck, J.: Sportanatomie. Beiträge zur Sportmedizin, Band 9, Perimed, Erlangen 1983.

✕*Yessis, M.:* Neue Trends in der Entwicklung der motorischen Eigenschaft »Kraft«. LdLA Nr. 7/1985.

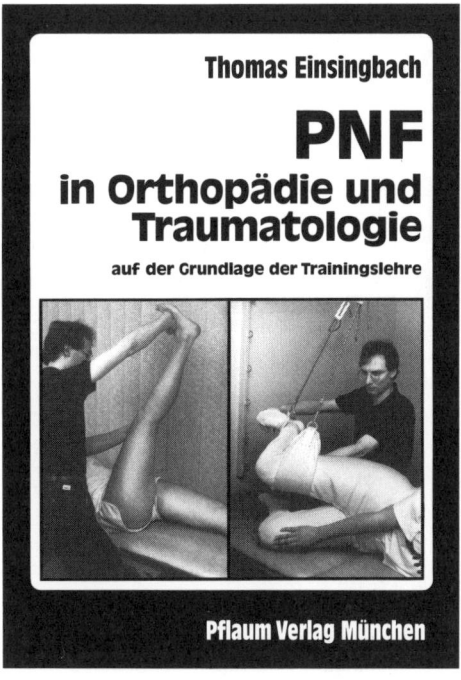

Thomas Einsingbach

PNF
in Orthopädie und Traumatologie
auf der Grundlage der Trainingslehre

Pflaum Verlag München

108 Seiten mit 90 Abbildungen,
kartoniert
ISBN 3-7905-0532-3

Das Buch basiert auf der reichhaltigen Erfahrung des Autors mit einem vielseitigen Patientenkreis aus Orthopädie und Traumatologie. Es vermittelt die praktische Anwendbarkeit der PNF in einer Weise, die jeden in der Krankengymnastik Lernenden, aber auch den auf diesem Gebiet Erfahrenen und Lehrenden ansprechen muß und ihm Anregung oder Bestätigung bringen wird.

Ich bin sicher, daß auch jeder an der Krankengymnastik interessierte Arzt das Buch mit Gewinn lesen und benützen kann, dient es doch der Veranschaulichung einer Methode, deren Anwendung auf traumatologisch-orthopädischem Gebiet vor allem in der Nachbehandlung von Operationen eine echte Bereicherung seiner Therapie darstellt.

Ich wünsche dem Buch die ihm gebührende weite Verbreitung.

Prof. Dr. U. Pfister, Direktor der Unfallchirurg.
Abt. des Städt. Klinikums Karlsruhe

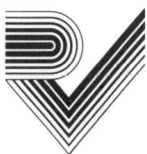

Richard Pflaum Verlag GmbH & Co. KG München
Bad Kissingen · Baden-Baden · Berlin · Düsseldorf · Heidelberg
Pflaum Buchverlag: Lazarettstraße 4, 8000 München 19
Telefon (0 89) 12 60 72 34, Telex 5 29 408, Fax (0 89) 12 60 72 00

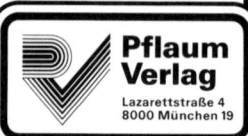